The Touch of Healing :

Energizing Body, Mind, and Spirit with the Art of Jin Shin Jyutsu

正向改变医疗系列

快乐手

调和生命能量的至简疗法

[美] 爱丽丝·柏迈斯特　　[美] 汤姆·蒙特／著　　詹采妮／译

华夏出版社

HUAXIA PUBLISHING HOUSE

图书在版编目（CIP）数据

快乐手：调和生命能量的至简疗法 ／（美）爱丽丝·柏迈斯特（Alice Burmeister），（美）汤姆·蒙特（Tom Monte）著；詹采妮译． --北京：华夏出版社有限公司, 2023.8
ISBN 978-7-5222-0481-9

Ⅰ．①快⋯　Ⅱ．①爱⋯ ②汤⋯ ③詹⋯　Ⅲ．①穴位按压疗法　Ⅳ．①R244.1

中国国家版本馆 CIP 数据核字（2023）第 026031 号

北京市版权局著作权合同登记号：图字 01-2023-2938 号

快乐手：调和生命能量的至简疗法

著　　者	［美］爱丽丝·柏迈斯特　［美］汤姆·蒙特
译　　者	詹采妮
策划编辑	青　元
责任编辑	陈志姣
版权统筹	孙　芳
责任印制	刘　洋
装帧设计	小　渔

出版发行	华夏出版社有限公司
经　　销	新华书店
印　　刷	水印书香（唐山）印刷有限公司
装　　订	水印书香（唐山）印刷有限公司
版　　次	2023 年 8 月北京第 1 版　　2023 年 8 月北京第 1 次印刷
开　　本	787×960　1/16 开
印　　张	11.25
字　　数	128 千字
定　　价	78.00 元

华夏出版社有限公司　　地址：北京市东直门外香河园北里 4 号　邮编：100028
网址：www.hxph.com.cn　　电话：（010）64663331（转）
若发现本版图书有印装质量问题，请与我社营销中心联系调换。

推荐序一

我把这当作生命的礼物，你呢？

记得2018年元旦刚过，我偶然从我的同事殊缘那里拿到了本书的繁体中文版[1]。我一边阅读一边按照书中介绍的方法在自己的身上实践，虽然身体上并没有什么明显的反应，但我还是被书中所讲的内容吸引，对"快乐手[2]"有了一个基本的了解和认同。在书中看到很多来自他人的案例，让我感到既兴奋又好奇，觉得自己身心方面多年以来累积的一些问题，比如说慢性疲劳、慢性疼痛以及睡眠障碍等终于有了着落，这给了我一个很大的动力让我开始把手放在自己的身上去练习施作书中所教的一些方法。

当时的我正处于一个找寻更多学习机会的阶段。在2018年之前的十年间，我因为工作关系跟随来自不同系统和领域的优秀的老师们学习，开启了自己内在成长的旅程。感谢生命的安排，让我以这样的方式在服务于老师和学员的同时，也见证了自己在身心各个层面的转变。

---

[1] 繁体中文版书名为《仁神术的疗愈奇迹》。

[2] 快乐手，即"仁神术®"（Jin Shin Jyutsu），是人类与生俱来的智慧，早在数千年前的文字史料中便有记载。二十世纪初，一位日本智者村井次郎先生重新发现了这门古老的身心疗愈的艺术，并终其一生展开了对它的研究与实践。后来，经由村井次郎先生的弟子玛丽·柏迈斯特进一步的发展和研究，从二十世纪六十年代开始在西方国家广为传播。时至今日，世界各地数不清的人们已经见证了这一运用自己的双手就可以调和生命能量的至简疗法所带来的神益。

　　此时此刻，当我回顾自己的这段学习和成长之路，不禁感慨：当我准备好了，生命就会给予我新的礼物，那就是2018年与"快乐手"的相遇。从那时开始，在这几年不间断的学习和实践中，我越来越被这一门至深而又至简的身心疗愈的艺术深深吸引。它的施作是如此简单，而其背后的原理和哲学教导又是如此广袤深邃，无所不包，真是如同"快乐手"的传承者玛丽老师所说，"快乐手"有着一种"复杂的简单"。

　　这几年为自己施作"快乐手"的自助疗法已经成为我生活的一部分，无须费力，自然而然，很实际地帮助了我的身体健康，我身体的慢性疲劳、慢性疼痛以及睡眠障碍等都有了根本性的改变。身体层面的疏解和放松自然也带来了心理、情绪层面的提升，感觉我自己的内在越来越轻盈、喜悦，和他人相处的品质也随之改善。最重要的是，对"快乐手"的学习和实践提升了我对自己身心的觉察，让我越来越深刻地领会到身心是一体的。伴随着这个领悟，我变得越来越有能力调整自己的生活方式，为自己的健康负起个人的责任。

　　一想到随着本书在中国大陆的出版，将有越来越多的人接触并踏上学习和实践"快乐手"的旅程，而且将受益于它，成为自己的见证，我的内心就充满了感动和深深的祝福。也由衷地感谢所有为本书的出版付出努力的人。

快乐手自助课程讲师、疗愈师　卜昱元

推荐序二
简单实用的急救术

我是一名受过训练的护理师和助产士，后来又取得了儿科和社区健康护理的基本资格。在医院工作十九年后，我为了照顾二儿子克里斯多夫而辞职，他被诊断出患有重度自闭症，还伴随有注意力缺失过动症，以及语言和沟通障碍。身为一个母亲，我没有放弃，甚至为了找出能帮助他的方法而出国进修。

1999年的某一天，我原本和朋友约在书店门口见面。她打电话来说她会迟到，于是我就走进了书店。在浏览书架上的书籍时，我直觉地拿起了《仁神术的疗愈奇迹》。我翻看这本书，可是并不觉得它有趣，于是便放下。后来我人还在店里时，又直觉地拿起了这本书，并出于好奇心而决定买下它。可回家之后我还是对它没兴趣，所以一直把它留在书架上。

2000年，在农历新年的春节大扫除期间，我想起了这本书，于是拿起来读。

在读完"握手指头"的那一章之后，我对作者写的东西还是存疑的。

大约两周后的一个晚上，我小叔打电话来，说我公公病得不轻，而且血压很高。他要我马上过去，因为他得赶去上夜班。我先生和我赶到的时候，我公公有些力不从心，身体不停地颤抖、摇晃。我为他量了血压，收缩压超过200，舒张压高于100。我请我婆婆收拾一些住院要用的东西。在等她的时候，我想起《仁神术的疗愈奇迹》这本书里关于握手指的那一章，于是我把我的两根大拇指放在我公公的手掌心上。

我一这么做，他的颤抖和摇晃就停止了。接下来，我又握住他的两根中指，然后是小指。

那时候，他已经平静下来，并很快睡着了，整个过程不到二十分钟。我又量了他的血压，惊讶地发现已经降到了160/90，我又检查了一遍，想确认读数是正确的。大约半小时之后，他的血压继续降到了130/80。

由于他状况稳定，所以当晚我们并没有送他去医院。

就在那天晚上，我读完了整本《仁神术的疗愈奇迹》。从这本书里，我发现我可以为克里斯多夫按两个位置。它提到安全能量锁4和7可以用于任何与头部（脑部）相关的问题。对我而言，自闭症与脑部功能障碍有关，因此我开始每天晚上轻轻抱着他的头跨接安全能量锁4一小时，每天早上则握着他的大脚趾跨接安全能量锁7一小时。

差不多三个月后，我妹妹来看我，她发现克里斯多夫的行为有所改善，而且平静了不少。我意识到，我每天跟克里斯多夫在一起，所以看不出他正在逐渐进步中。事实上，这促使我进一步重读这本书，然后试着用安全能量锁16。这个位置代表转化，也就是打破一切旧有的模式，重新开始。在每天下午跨接他的安全能量锁16之后，他的病情进一步好转。于是，2000年11月，我决定去上我的第一次"快乐手五日研讨班"，想学习更多能帮助他的方法。当时克里斯多夫十二岁，没有能力倒一杯水喝或者自己洗澡。自从上了这个研讨班和后续的快乐手课程，我到现在为止还是一直在为他做疗程。

现在，二十七岁的他可以煮饭、做家事、自行搭公交车和地铁了。

他喜欢吹迪吉里杜管[1]，而且经常游泳。他也时常和他爸爸一起打高尔夫球。在家里，他会自己做快乐手的自助动作，有时还会为他爸爸做基础疗程。目前他正在接受职业培训，准备开始他的工作生涯。

在医疗救助抵达之前，快乐手是紧急情况下一种很好用的急救术。

从2000年到现在，快乐手影响了我和许多其他人的生活。我很感谢并感激快乐手协助我改善了克里斯多夫的病情，以及家人们的健康状况。

新加坡快乐手疗愈师　陈秀锦

---

[1]　迪吉里杜管，Digeridoo，澳洲原住民管乐器。

推荐序三

温和却效果强大的疗愈法

两年前，我动完脊髓肿瘤手术加上整个月的放射线治疗后，副作用如洪水猛兽般袭身而来，身体无时无刻不被神经粘连疼痛、便秘胀气以及严重失眠困扰着。屋漏偏逢连夜雨，在不知原因的情况下，颈部和手也感到剧烈疼痛及麻木，经过磁振造影（MRI）检查，才发现是难以治愈的椎间盘突出。此时的我，情绪、身体皆已痛苦到难以忍受的地步。但是我心中仍抱持着一个希望：难道除了打针、开刀以外，没有其他能让我恢复健康的方式吗？

我的希望之门看似被关上之后，上帝却又为我打开了另一扇窗。在努力搜集资料和一连串因缘际会之后，我认识了学习多种能量技术的荆宇元医师，和他进行几次个案治疗后，我的身体疼痛及情绪皆有显著改善，但还有一些便秘胀气、失眠等问题。于是荆医师鼓励我去新加坡参加快乐手的工作坊，他说快乐手在美国已经推广超过五十年了，在很多难治的慢性病或重症上也看得到很好的效果，是种温和却效果强大的能量手法。

一到上课场地，令我感到不可思议的是，在台湾地区，一般与能量手法相关的课程，学员有三十人就算很不错了，但此时映入眼帘的超过百人，而且涵盖各个年龄阶层，远自马来西亚、印度等各国慕名而来的人不在少数，里面有学生、家庭主妇、医生、工程师及身心工作者等。在彼此交流的过程中，更得知许多同学已是多次复训，因为他们发现快乐手对自己和亲友的健康帮助很大，每次回来上课都会有新的体会和收获。

快乐手的课程包含很多知识及技巧，其中最令我期待的就是每天的团练时间（Hands On），每三人一组，每天必须找不同的人分组，其中一人躺在桌上，另外两人分别在左右两侧施作。以我的经验，无论谁在桌上，几乎都在很短的时间内就能进入深沉的放松状态。在新加坡上课的那一周，我的排便、睡眠和食欲竟然都得到了很大的改善。

回到台湾后，我不断用快乐手的手法来帮助自己，原来的失眠、肠胃问题都缓解了不少。我也用它来帮助家人，缓解许多大小毛病。以急性感冒为例，施作一到两次之后，症状都会减轻八成以上；对于慢性病引起的胃痛、胸闷或疲劳等也都有很好的效果。因此我开始运用此书中的方法，协助他人改善他们的健康。每次施作之后，他们都有共同的感觉——好像被充电一样，更加有能量。

快乐手是个简单却具有神奇功效的系统。希望读者在阅读本书之后，认真施作本书中的自我保健手法，我相信你的身心都能得到很不一样的改变和成长。

台积电前工程师、身心平衡工作者　翁世学

快乐手在生命各阶段都能派上用场

1977年11月一个温暖的上午，我初次见到了玛丽·柏迈斯特。那一天，她向我介绍了快乐手，这是一门"认识（帮助）自己的艺术"。三十七年后，那次会面的影响仍在很大程度上持续地定义"我是谁"，并持续转化我的人生。

玛丽·柏迈斯特（仰慕她的忠实学员们都称她为"玛丽"）全权负责将快乐手由日本引进美国。在日本，她师从重新发现这门古老艺术的村井次郎大师。在美国，玛丽则持续进行她的研究，进而发展与传播了这门艺术。

恬静低调却又莫测高深，玛丽的能力随着她的教学和著作逐渐声名远播。在好运气的加持下，我听说了她的教导，并有幸成为她的弟子，这趟旅程于焉展开。

玛丽·柏迈斯特说过，"快乐手的丰富性在于它的哲学。"这门艺术是普世共通的，应用起来很简单。我在身体、心理、情感和精神方面，都是靠快乐手来帮助自己。这门艺术能带来幸福安康、平静和谐以及与生命合一的感觉。对现代生活中的日常疼痛而言，快乐手能提供即时的缓解；而在生病期间，快乐手也能提供既有效又零风险的治疗。

早些年，我很满足于做一名学生和疗愈师，大多数时候是为自己、家人及朋友施作。后来，一次奇特的涉及健康问题的个人经历，促使我要求玛丽训练我教授快乐手。一段时间之后，她同意了我的请求。1990年，除继续执业之外，我也开始四处旅行并教导这门效用强大的艺术。

在私人执业期间，我亲眼见过快乐手平衡与协调人类的强大力量。在产房里，在生命的尾声，在这中间的所有阶段……快乐手始终都能派上用场。

在世界各地的教室里，我因为学员们的觉醒而欣喜。通过对快乐手的学习，人们开始认识到，我们有能力承受及克服人类的各种苦难。我们会在实践生命的探险历程中，发现新的热情与乐趣。

本书能启发人们一窥快乐手这门艺术的原理及用途。读者将发现本书具有极大的价值和效益。请各位尽情享受吧！

快乐手讲师　韦恩·哈克特（Wayne Hackett）

目　录

警觉·过敏·脚踝和足部改善计划·焦虑·平衡食欲·关节炎·气喘和呼吸困难·背痛和坐骨神经痛·流血·腹胀、肿胀和水肿·乳房改善计划·拇囊炎·烧伤·平衡胆固醇·慢性疲劳症候群·感冒、流感、发烧·便秘·抽筋、痉挛·忧郁症·腹泻·头昏·耳鸣·用眼过度·昏倒、失去知觉·生育力·锤状趾·宿醉·后脑勺痛·前额头痛·偏头痛·听力障碍·胃灼热（火烧心）·心脏症状·打嗝·脸潮红·免疫系统·阳痿和性能力改善计划·昆虫咬伤·失眠·下颚改善计划·关节疼痛·膝盖改善计划·阵痛和分娩·记忆力·经期紧张·肌肉痉挛·恶心反胃·颈部紧绷·哺乳期妇女·生殖改善计划（男性和女性）·肩膀紧绷·鼻窦改善计划·皮肤改善计划（青春痘、长疹子等）·暴怒·牙痛·手腕痛

一个自我认识与和谐的终身旅程

我的父母是讲故事的高手。我从小伴随着神话和古代故事长大，经常想起一则发生在古希腊一个市场中的故事：

有两名男子爆发争吵，而伟大的数学家、哲学家毕达哥拉斯就站在围观人群当中。正当其中一名好斗者打算持刀攻击另一人时，毕达哥拉斯拿起他的鲁特琴，弹出一个清晰的音符。那名愤怒的男子一听到琴声，就立刻放下他的刀子离去。

毕达哥拉斯对谐波关系（harmonic relationship）的理解，帮助他挑选了一个能安抚那名男子的完美音调。

快乐手能帮助我们找到那个音调——圆满和谐的完美表达，它潜藏于每个人的内在。快乐手是一门哲学、心理学和生理学，也是一种用以了解天人合一，进而认识和帮助自己的方式。

一位友人曾经评论说，快乐手有着一种"复杂的简单"。一个充分理解且由衷尊敬这门生理哲学的重要含义并遵照实行的人，理当不会对它的博大精深感到害怕，也不会为了身体力行而感到惶恐。快乐手不是技巧的应用，而是艺术的呈现，人的形体不过是宇宙无限美学力量的流动管道而已。

　　快乐手是一个迈向自我认识与和谐的终身旅程。本书则是这趟旅程的路线图，帮助你朝正确的方向启程，并告诉你一路上该如何前进。认识路线只是第一步，能否继续这趟旅程，取决于能否遵从这门艺术的既定程序，并且不受阻碍地与宇宙初始的源头交流。

　　愿你的旅程和我的一样受到祝福。

玛丽·柏迈斯特

让人健康、平衡的简单方法

　　1977年，瑟莱丝特·马汀去新奥尔良出席了一场不动产会议，这对她而言并不是件寻常的事，因为她只有在健康情况允许时才能旅行。瑟莱丝特患有静脉炎——一种会造成血块的致命疾病。为了预防万一，她除了每天服用抗凝血剂之外，也需要医生定期为她监测血液。

　　瑟莱丝特已被静脉炎折磨了十九年，并经常要为此住院治疗。她的双腿还因为血块而抽除了大隐静脉。此外，肺部也有两个成形的血块。如果缺乏适当的医疗协助，那些肺栓塞很可能会要了她的命。小型栓塞则导致她发生了多次短暂性脑缺血或小中风，而循环不良所引起的长期肿胀和疼痛，更迫使她在腿上绑上了弹性绷带。

　　为了摆脱病痛带给她的限制，瑟莱丝特决定离家一个星期出席会议。令人意外的是，会场上有位名叫查尔斯的男子朝她走来，给了她一个莫名的建议："如果你不想看起来只剩半条命的话，我知道有位女士可以帮你。"

　　查尔斯提及的女士是玛丽·柏迈斯特，她是鲜为人知的疗愈艺术——快乐手的老师和疗愈师。当查尔斯解释说，只要通过快乐手简单地应用双手就能达到强大的效果时，瑟莱丝特立刻心生怀疑。当了二十一年的护士，她所受过的训练和她的经验已经让她形成一个容不下这类信息的知识框架。她回到新泽西的家，觉得查尔斯这个人还挺有意思的，可是和自己根本八竿子打不着啊。

　　一个月后，瑟莱丝特下班回家时，感觉脸部周围有种异样的刺痛感，就像撞进了厚重的蜘蛛网一样。当天稍晚时候，她的左半身已毫无知觉且气力全失。奇妙的是，那天晚上查尔斯恰巧来电关心她的近况。她把症状说给他听，他则吩咐她挂上电话，在旁边稍等，他会立刻回电。查尔斯拨通了玛丽·柏迈斯特的电话，并获知该如何缓解瑟莱丝特的症状。查尔斯回电将讯息转达给瑟莱丝特。接下来的几个小时里，她的孩子们遵照指示，将双手摆在母亲身上的适当位置。还不到凌晨两点，她的症状便消失无踪。

　　"我预计第二天可能要住院，"瑟莱丝特回忆道，"但我反而去上班了。"查尔斯在当天稍晚时候来电，当她告诉他关于症状消失的事情时，他说："现在你相信我跟你讲的了吧。"

　　瑟莱丝特确实深信不疑，并在四月初去了一趟亚利桑那州，接受为期十天的快乐手治疗。玛丽·柏迈斯特当时不在，因此由快乐手的长期疗愈师派特·米德为瑟莱丝特施作。派特一天为瑟莱丝特进行两次疗程，一次在上午，另一次在下午。在接受第九次治疗时，瑟莱丝特有了一种被转化的奇妙体验，仿佛体内深层的某种堵塞物被释放出来。她感觉能量在体内恣意流动。当天稍晚时候，瑟莱丝特接了一个电话。她想都没想就从坐着的地方起身走向电话，直到拿起话筒她才恍然大悟，她的腿不痛了，而且她觉得双腿强壮而灵活。忽然间，她开心地大喊："我的腿不痛了！"

　　返回新泽西的途中，瑟莱丝特在机场遇见表弟，表弟差点认不出她来。回家后，瑟莱丝特立刻接受了一套完整的医学检查，结果显示她的血压和凝血机制一切正常。"你这阵子做了什么？"医生问道。瑟莱丝特向他解释了一番，医生回答："好吧，不管是什么，继续做就对了。"

此刻，瑟莱丝特知道她没事了。"我不再害怕了，"她说，"我一直很担心血块松脱会忽然要了我的命，现在这种恐惧一扫而空。"四十四岁那年，她感觉自己重获新生。

瑟莱丝特的故事令人印象深刻，但绝非特例。还有其他无数人的生活，都因为接触快乐手而戏剧性地获得改善。就像瑟莱丝特一样，许多人一开始也怀疑快乐手究竟能不能帮到自己，因为这门艺术是如此出乎意料地简单、温和，以至于有不少人对它的效果感到怀疑。但快乐手含蓄的特性，正是成效卓著的要素之一。快乐手温和又不具侵入性，因此能让接受者感觉更自在，也更容易接受疗愈的过程。

毫无疑问，村井是位高人

快乐手绝非华而不实的安慰剂。快乐手的原理和操作方法，牢牢地根植在早已被遗忘的古代疗愈传统上。正如我们稍后将看到的，村井次郎大师一个人多年来严密的系统化研究，使他重新发现了快乐手，随后更将这些知识传给了玛丽·柏迈斯特。

玛丽·柏迈斯特的先生吉尔分享了以下这个故事，体现了快乐手这门疗愈艺术的微妙之处和力量所在。

"二战"结束后，吉尔在日本担任美国军方的文职雇员。玛丽一到日本就遇见吉尔，吉尔则展开热烈追求。当时，玛丽正跟着村井次郎学习。当时吉尔长期饱受肛门搔痒之苦，这种病症最后还发展成肛门瘘管，必须进行外科手术移除。但手术后他仍持续搔痒，却没有药物能缓解不适。一年后，玛丽建议吉尔去见村井次郎，吉尔同意了。

吉尔走进村井次郎空旷的房间，眼前唯一可见的"家具"，是块躺在干净木地板上的白色垫子。村井请吉尔躺在垫子上，吉尔照办，大师则将双手摆在他的身上。在被村井碰触的瞬间，吉尔觉得似乎有股巨大的能量波动渗进了他的身体。多年后吉尔回忆这一刻："我感觉能量在奔腾。"他很快便沉沉睡去，还一连睡了好几个钟头。同一时间，村井只是将双手移往吉尔身上的不同部位而已。吉尔醒来后，搔痒消失了，而且再也没有复发。

毫无疑问，村井是位高人，而他煞费苦心的研究，使他对人体的错综复杂具有深刻的了解。这份了解让他得以对吉尔的苦难源头集中火力，更重要的是，也引领他重新觉知到这门疗愈艺术既简单又能被广泛应用。他发现，任何有意学习的人都能学会这门技艺，并能用它来让自己和他人受益。为了提供未来世代学习快乐手的机会，他竭尽所能地教导年轻的玛丽·柏迈斯特。

今天，玛丽教导过的快乐手学员已遍及世界各地，其中就有瑟莱丝特·马汀。在体验过明显的康复效果后，瑟莱丝特很快便决定要专心学习和实践快乐手。事实上，瑟莱丝特刚开始学习没多久，就用它来帮助自己的母亲了。

在母亲疗愈的过程中帮上大忙

1979年4月，瑟莱丝特的妈妈摔碎髋骨，外伤引起的郁血性心脏衰竭使她陷入了昏迷。瑟莱丝特打电话给玛丽，想问能否用快乐手为妈妈做点什么。玛丽指示她将双手摆在适当的位置上，第二天瑟莱丝特立刻守候在昏迷的妈妈床边。

"玛丽教我把左、右手分别摆在何处，"瑟莱丝特回忆道，"可是我不知道自己在做什么，或者自己能做什么，如果我真有能力的话。"尽管如此，瑟莱丝特还是按玛丽的指示开始施作快乐手。

瑟莱丝特的妈妈插了导尿管，床边挂的塑胶袋里面只有两三厘米高的尿液。瑟莱丝特施作了十五分钟左右的快乐手，抬头时忽然发现袋子已满，甚至溢了出来。她马上按铃找护士，护士急急忙忙走进房间。看见尿袋时，护士对瑟莱丝特说："嗯，怪了。我不久前还在这里，袋子里几乎没有尿液。"

护士说话时，瑟莱丝特的妈妈睁开眼睛说："是你吗，瑟莱丝特？"从那一刻起，瑟莱丝特的妈妈逐渐好转，最后完全康复。

"我很惊讶，"瑟莱丝特说，"同时也感到害怕。难以想象我这种头脑简单的人，也能做到这些事情。我相信那是玛丽的能力。不过现在我明白人们同样能通过我得到帮助，我为这个事实感到骄傲。"

瑟莱丝特母女俩的经历，充分说明了快乐手确实容易上手。就算只有粗浅的经验，瑟莱丝特也能在母亲的疗愈过程中帮上大忙。我们每个人都有同样的潜能。了解快乐手的基本概念和操作方法，能为我们心爱的人提供很棒的协助工具。而以下的故事将说明，快乐手还能大幅增强我们的自助能力。

练习快乐手，让爱咪度过换肾危机

1983年，三十八岁的爱咪开始经历明显的关节疼痛和发炎症状。偶尔她的膝盖和双脚会痛到受不了，以至于好几天都没办法走路。起初医生认为她得了风湿性关节炎，但检查结果无法证明任何特定的关节疾病，医生只好针对她的情况开了可的松和消炎药。

1985年，检查显示爱咪的肝肿大。对包括肝脏切片在内的进一步检查，排除了她罹患癌症的可能性，却无法提供任何具体的诊断。这段时间，爱咪的症状逐渐恶化。1988年的检查清楚显示，她的肝脏已失去功能。医生告诉她，她患有结缔组织病，这是对身体患有多种功能失调的统称。

最后，医生诊断爱咪患有狼疮——一种由身体免疫系统攻击结缔组织以及大脑和肾脏等重要器官的疾病。

1990年夏天，爱咪的情况急转直下。检查显示，她的肾功能已经不到50％。为爱咪监测的肾脏科医师告诉她，如果肾功能降到20％以下，她就必须洗肾。

就在事情似乎不可能更糟的时候，爱咪出了车祸，这使她的脖子剧烈疼痛。讽刺的是，这场意外却碰巧成为她重返健康的契机。

为了治疗颈部疼痛，爱咪挑了一位当地的按摩治疗师——吉娜，她最近刚把快乐手整合到自己的按摩手法里。这些疗程让爱咪觉得舒服很多，因此她要求连续三周每天都接受快乐手的治疗。她很快就在体力和元气上体验到明显改善，同时她长年的水肿也首次减轻。

接下来的那个月，爱咪又做了肾脏检查。检查显示她的肾功能已经降到25％，医生说，如果她的肾功能再减少五个百分点，他可能会将她转给肾脏移植小组。

1994年4月，检查显示她的肾功能只剩21%，距离灾难边缘仅有一步之遥。医生相信这只是时间问题，于是劝告爱咪，在不久的将来她可能必须进行肾脏移植或定期洗肾。

"我知道检查结果后便离开诊所，坐上我的车，然后思考未来该怎么办，"爱咪回忆道，"我当下就决定不要移植或洗肾。我不知道我会怎么做，可是这些选项我一概不接受。"

她接着打电话到快乐手办公室给玛丽的儿子大卫·柏迈斯特。大卫鼓励爱咪继续接受医疗照护，还推荐了一位在爱咪的家乡达拉斯的长期疗愈师——玛莉莲。

1994年5月，爱咪初次见到玛莉莲。"玛莉莲第一次帮我治疗时，我就知道有特别的事情发生，"爱咪回忆道，"好像有一些重量从我的身上被抽离。"爱咪很快就变得精力充沛，搞得她不知道该拿自己怎么办。"有一天，我觉得朝气十足、能量饱满，于是把房子里所有的踢脚板都擦了一遍。"

从5月开始，爱咪每周去见玛莉莲两到三次，去见吉娜一次。与此同时，她也学习各种快乐手的自助动作，以便每天用来强健体魄。爱咪相当勤奋地身体力行。

吉娜说，多亏爱咪持之以恒地练习快乐手的自助动作，才让她的健康情况得以好转。1994年8月，爱咪接受了一次肾脏检查。这一次的情况明显不同，检查显示她的肾功能已经上升到30%。医生对改善程度啧啧称奇。"如果你能提升到40%，"他说，"我就自己去学快乐手。"

爱咪的健康情况持续改善。1995年8月的一次检查显示，她的肾功能已经上升到43%。不用说，她欣喜若狂。最后，爱咪的热忱促使她参加了快乐手的课程，为的是学习如何将快乐手运用在家人身上。她总结自己的经验说："1994年5月，当肾脏移植或洗肾势在必行时，我告诉一个朋友，我认为自己不会死，而且会有奇迹发生。我算是冥冥之中被引导到这种做法上。如果没有接受快乐手的治疗，我今天可能在洗肾，或者已经死了。"

维持身体、情绪和心理健康的工具

如同上述故事所说明的，快乐手能让一般大众用看似惊奇的方式帮助自己和他人。我们写这本书的目的，就是希望提供给读者一个如法炮制的机会。也因此，我们为一般读者而写的心意，更胜于为了认真严肃的疗愈师而写。当然，两者都能以它作为参考。

接下来我们将讲述快乐手的重要概念和操作方式，这些最初都是由村井次郎大师制定的。在此之前，任何想获得这些信息的人，都必须参加快乐手的授权课程，或者阅读玛丽·柏迈斯特的作品。为了和一般读者沟通这些想法，我们会试着用平易近人的文字来呈现。而为了保持玛丽的教学的原汁原味，我们也收录了许多出自课本和演讲的语录，放在每个章节的开头。

最后，我们想强调的是，在快乐手这个主题上，本书并不打算成为最具权威性又无所不包的作品。因为这门疗愈艺术多领域、多层次的本质，其实远远超出本书所讲的内容。

对大部分的读者而言，书中聚焦的基本概念和练习已经绰绰有余了。

这本书提供了各种平衡及维持身体、情绪和心理健康的工具。你可以将之与主流医学结合，以便帮助自己和他人促进疗愈过程。你也可以预防性地运用它们，以便维持一种和谐、安康的感觉。最终，快乐手将恢复你对自己的认识，以及你对自身长期休眠的内在能力的了解，并借此改善自己的生活品质。

第一章
快乐手的基础

一位想了解快乐手的学员第一次来上课。午休期间，这位学员向玛丽·柏迈斯特老师介绍自己。他坦言有些不知所措："很遗憾，我对快乐手一无所知。"玛丽微笑着说："你对它已经无所不知了。"

我们生活在一个信息时代。媒体可以在全球重大事件发生后的几秒钟内迅速传播，网络则让我们可以搜寻专业的资料。我们越来越期待科学和科技上的发展能让我们更了解自己，更了解幸福安康的秘密。

对外部信息与日俱增的依赖，已经渐渐让我们无法看清我们长期保有的简单的内在觉知。这份觉知中，本来就存在着促进我们的健康和生活品质所需要的一切工具。

快乐手，让我们得以再次体验这份觉知，也教导我们如何善用它以追求更美好的身、心、灵福祉。快乐手的施作，并不需要复杂的技巧或努力，其种子已经在我们体内沉睡了好几千年。我们只要听从柏拉图的"学习即记起"（Learning is remembering）这个教诲，就能使它重现生机。

是什么决定了我们的健康与和谐？

古人不刻意区分身、心、灵之间的不同，因而他们认为任何用来协助身体的做法，自然都能同时提升身体、情绪和心灵的整体和谐。此外，古人也认为健康与"和谐"取决于能否让看似不相干的元素取得平衡。

快乐手帮助我们回想起，人人都拥有最简单的必备工具——呼吸和双手，来创造生命的和谐与平衡。同时也提醒我们，想增强身体和心理活力，我们需要的就只是这些工具，而这会反过来协助我们避免疾病或"失调"发生。最重要的是，快乐手唤起了我们对生命能量的觉知，而这股能量遍及宇宙。这份重新产生的觉知，使我们得以将不可或缺的能量传送到身体的各个部位。

关于生命能量遍及宇宙并为世间万物带来生命的概念，对我们许多人而言或许会感到陌生。在大部分的西方世界，我们很可能只视生命为某种促成能量利用、新陈代谢、成长和生殖的化学过程。

这个由现代科学赋予我们的概念，聚焦在生命的生物领域。从这个观点看，生命的起始和终止，取决于生物学或生命的物质部分。但快乐手的施作者（实际上，包括各个地方的传统人类）会自问：是什么为这些相互的化学作用提供动力？是什么为我们的器官和系统赋予生命？又是什么力量为人类的身体带来生命？

在为这些问题寻找答案时，传统的人们学会将眼光放远，去看那股使身体充满活力的潜在能量。他们认为有一种单一的生命力量遍及所有生命，以植物、昆虫、动物和人类等各种有机体的形式表现出来。例如，古希腊人称这股能量为普纽玛（pneumatic），印度人称它为普拉纳（prana），中国人和日本人则认为是气。

承认生命能量为万物带来生命，不仅仅是一种哲学信念，也是贴近生活和疗愈的可行之道。确实，几乎所有的传统疗愈系统，从阿育吠陀到希腊和中国，全都基于一个原则，即疗愈身体，当事人必须强化和协调体内生命能量的流动。这个原则为针灸、穴位按摩等技艺，以及中医的草药和食疗提供了基础。

多年前将快乐手引进西方世界的玛丽，以简单的类比说明了生命能量的重要性："当你转动钥匙时，是什么让汽车引擎发动？是汽车的电池。电池对汽车的各种功能而言，是必要的能量来源。现在，是什么让心脏跳动？是什么促成呼吸？是什么促成消化？是生命的电池。一种让身体得以运作所必备的能量来源，就是生命的电池。"

我们身体的健康或和谐，取决于这股遍及身、心、灵的生命能量是否能够流畅而均匀地传送。当日常生活中的压力和疲劳阻断了生命能量的运行时，我们的身、心、灵都会受到影响。我们不只被忧虑、恐惧、愤怒、哀伤和伪装压垮，我们也加大了生病或"失衡"的概率。

简单讲，快乐手是一种平衡生命能量的方法。它教我们如何运用容易上手的操作步骤，来恢复情绪平衡、减轻疼痛，并避免急性和慢性疾病的发生。我们可以安全地用它来搭配任何其他疗法或药物治疗。此外，它的好处还会逐步积累，所以我们越常练习，就越有活力和自知之明。

我们可以随时随地运用快乐手。它的方法简单又不显眼，即便在挤公车或度过难熬的会议时，也能用在自己身上。大家唯一会注意到的（如果有人注意的话）只有更和谐的举止、更放松的氛围，以及在近距离检视下，你正握着一根或几根手指。

失传的快乐手重新被发现了

快乐手的另一种称呼"仁神术"意味着"宇宙通过慈悲之人所传递的艺术"。这个名字所代表的疗愈艺术，是以我们在协调自身方面所天生具有的能力为基础的。几千年来，古人用这份觉知疗愈自己和他人。但在代代相传的过程中，这份觉知后继乏力，最后几乎被遗忘殆尽。二十世纪初期，一位名叫村井次郎的日本智者，出于需求而重新找回了快乐手。

1886年，村井次郎生于日本石川县的大圣寺村（现今的加贺市），是家中的第二个儿子。次郎的父亲，就像他的祖父及其他祖辈一样行医。按照日本习俗，长子将继承家业，因此次郎可以随心所欲地选择出路。起初他以养蚕为业，可是他生性鲁莽又饮食无度，甚至去参加了大胃王的比赛还赢得了奖金。到了二十六岁那年，他重病缠身，换过几位医生也毫无起色。医生宣告他药石罔效，还因为他病入膏肓而放弃治疗。最后，他拜托家人用担架将他抬到山中小屋，把他独自留在那里七天，到第八天时来接他。

村井在小木屋里禁食、冥想，还练习各种手印。这段时间他的意识时有时无，身体也逐渐变冷，可是到了第七天，他觉得自己好像已经从酷寒中解冻，然后被丢进炽烈的火炉之中。当极度的高温消退时，他体验到巨大的平静与内在的祥和。令他大感惊讶的是，他痊愈了。他跪在地上感恩，发誓要终生钻研疗愈之道。

为了理解疾病的起因，村井许下重诺。吉尔还记得他是一个执着于追求知识的人："次郎在上野公园的游民中间进行研究。那座公园里住了很多人，次郎会照顾他们，并研究那些人身上出现的各种疾病。我记得他有段时间还研究耳朵的问题，因为他想治疗所有耳朵不舒服的人。一旦理解了耳朵的问题，他就会继续去研究别的。"村井规模庞大的研究，引领他觉察到这门古老的身心疗愈的艺术。

随着村井对这门艺术的理解越来越深，快乐手（仁神术）这个名字的意义也逐步成形。一开始，他用它来代表"幸福的艺术"，接着是"长寿的艺术"，后来进一步发展成"仁慈的艺术"，最后则定为"宇宙通过慈悲之人所传递的艺术"。

据我们所知，村井次郎不曾离开过日本，但他想让全世界都能操作快乐手。为此，他挑选了一位年轻的名叫玛丽·柏迈斯特的日裔美籍女子作为他的弟子。

1918年出生于美国华盛顿州西雅图的饭野玛丽（玛丽婚前的名字），在二十世纪四十年代晚期来到日本担任翻译并学习外交。冰雪聪明又好学不倦的她，确实是位天生的学者，而且她立志要考取日本的大学。此外，她也想克服西雅图对日裔美国人，特别是对她自己和家人的偏见。"我经常因委屈而愤怒。"她回忆道。

在共同的友人家中认识村井次郎时，玛丽对疗愈艺术所知甚少。村井朝她走去，提出了一个改变她人生的邀请："你想不想跟着我学习，然后把这份礼物从日本带回美国？"尽管玛丽感到吃惊，却奇怪地接受了建议，她唯一能想到的回应就只有"好"这个字。

　　接下来的十二年，玛丽都跟随村井学习，可是才开始没多久她就病倒了。她痛苦不堪，又虚弱到下不了床。每次有朋友去看她，最后总是哭着离开，因为他们不确定自己还能不能再见到她。

　　有一个多月的时间，村井搭乘一个半小时的火车去她家，一周为玛丽治疗三次。由于玛丽太过疲惫，他一次只能为她治疗五到十五分钟。有一天，在治疗结束后，他告诉玛丽她第二天就会康复。仍旧感到疲倦和痛苦的她，完全不敢相信。尽管如此，第二天她醒来后没有感到任何不适，她意识到自己已经被彻底地治愈了。

　　玛丽事后回想，那场病深深地形塑了她："在那之前我从没生过病，连头都没痛过。事实上，当人们说自己生病或头痛时，我心里想的是'借口'，那不过是逃避责任的手段罢了。"后来她明白受苦不是捏造的，这份领悟让她充满慈悲。对于追求致力于协助他人的人生而言，这样的慈悲是不可或缺的。

　　之后，玛丽没再生过病。1954年她搬回美国并在洛杉矶落脚，但直到1963年她才开始积极地施作快乐手。

　　玛丽实现的远远超过村井对她的期待。自从村井大师在1961年过世之后，她就成了世界上首屈一指的快乐手教师，并具体实践了这门艺术的一切教诲。她一直孜孜不倦地在欧美各地施作和教导快乐手。

　　玛丽以"知晓（帮助）自己"这句话来描述快乐手的精华。就像她在课本里写的："通过快乐手，我们的觉知会被一个简单的事实唤醒：想在身体、情绪、灵性上和宇宙协调一致并维持平衡，所需的一切都存在于我们的内在。通过这份觉知，全然的平静、沉着、安全与内在的合一将显而易见，也没有任何人、事、物能把它带走。"

快乐手的基本核心概念

现在我们将探索形成快乐手的基础的核心概念。简述如下：

- 有股生命能量，遍行宇宙，并在每个有机体的内部循环。

- 这股宇宙生命能量，会在不同的密度级别上显化自己。这些级别一共有九个层次。在第九层次，能量会以最穷无尽且未被分化的形式展现出来。依序穿越八个层次时，能量会变得越来越稠密，并逐渐涵盖我们的身、心、灵的所有领域。

- 呼吸是生命能量的基本表现形式，我们借由吐气来卸载累积的压力和停滞的能量；借由吸气接收新鲜、纯净的丰盛能量。

- 生命能量在体内畅行无阻时，我们便处于完美的和谐之中。生命能量会因态度而堵塞，导致身体、心理和情绪上的失调。这五种基本态度分别是：忧虑、恐惧、愤怒、悲伤和伪装。所有的态度都来自恐惧（Fear），也就是玛丽所说的"似是而非的错误证据（False Evidence Appearing Real）"。

- 生命能量通过不同的路径在体内运行，这被称为能量流（flow）。这些能量流使身体成为一个整体。

- 能量以连续的椭圆形路径由身体的正面往下移动，再由背面往上移动。这个移动会在上半身和下半身、正面和背面之间，创造出一种互补关系。因此，如果失调的症状出现在腰部以上，那么起因便会在腰部以下。在身体的背面和正面之间，也存在着类似的关系。

- 身体两侧各有26个不同的位置，叫作安全能量锁（Safety Energy Locks，简称SEL）。这些能量锁能发挥断路器的作用，以便在生命能量之流堵塞时保护身体。能量锁一旦关闭，身体相对应的部分就会出现症状。安全能量锁也具有警报功能，可以指出失衡的源头。

- 每个人的内在都有一份潜在的和谐，即使我们患有某些失调或疾病，也是如此。尽管失调似乎有许多不同的形式，其根本原因却是相同的，那就是生命能量的堵塞。基于这个理由，失调的后果往往被称为"标签"。大到吓人的标签，例如癌症或心脏病，指的是许多堵塞或卡住的能量。不那么吓人的标签，例如简单的消化不良或普通感冒，则是由较小的堵塞所引起的。任何标签，不管是大是小，都能通过疏解停滞的能量来改善。

这种关于宇宙生命能量的见解，对前面提及的所有概念来说至关紧要。快乐手教导我们，能量不只是某种抽象又难以接近的力量。再者，促进这股能量流动的主要方式之一，其实比大家想象的更平易近人——生命能量就隐含在我们的每一次呼吸里。

移除堵塞最根本的工具

我们经由吐气来到世上，是为了清理、清空和净化自己，好让我们可以接收。我们从来不是"吸进"一口气，而是"接收"一口气。

要放松身体并移除生命能量的堵塞物，最基本的工具就是呼吸。任何时刻，我们只要深深地吐气，便能让新的气息自然而然地进入体内。通过每一次吐气，我们可以释放累积的压力、身体的紧张和"似是而非的错误证据"（恐惧）。深深地吐气可以清空并净化我们，让我们更充分地接收下一口气，以及它所赋予的生命能量。现在，生命能量可以更流畅地在系统内运行。我们可以通过呼吸，即"净化过的生命精华"来提振精神，并让自己充满元气。

如果现在吐气的话，你会觉得紧绷感正从肩膀、躯干和骨盆，一路往脚趾排出去。随着每一次呼吸，紧绷感会从身体释放出来，于是你将更为放松，并回到更深层的和谐之中。请用觉察和感恩的心来接收每一次呼吸。

呼吸是能量的基础。我们随时都能以呼吸的形式，取得环绕身边且遍及宇宙的生命能量。生命能量取之不尽，用之不竭，在所有自然资源中最唾手可得，因此我们永远都能得到转化生命和世界的力量。转化的关键就只是吐气，并容许生命能量充分地灌注我们而已。正如玛丽所说："在呼吸的当下，我永远都是新的。"

玛丽记得有一位来参加讲习的男士。讲习结束时，他对她说的一切嗤之以鼻。随后，这位男士参加了大峡谷的观光行程。当旅行团来到峡谷底部时，男士突然病倒了，连路都走不了。导游坚持道："这里没有医务人员、没有骡子，也没有人可以背你出去。你得靠自己。"不幸的是，男士动弹不得，导游只好把整团人马带回峡谷顶端求援。当男士疲惫又绝望地躺着等候救援时，他想起玛丽说过："呼吸是最根本的工具。进入呼吸，吐气，然后接收在每次吸气时宇宙赐给你的礼物。"他开始吐气，然后更自然、更有节奏地呼吸，并通过每一次吸气来接收生命能量。他开始奇迹般的恢复体力。"他很快就跟上了队伍，而且在没有任何协助的情况下，全程走到峡谷顶端。"玛丽回忆道。后来，那位男士打电话来感谢玛丽的教导。

呼吸是所有唾手可得的工具中最简单、最完美的一种。在任何清醒的时刻，我们都能用它来增强和平衡生命能量，达到和谐与疗愈的境地。

呼吸练习

下面是简单的呼吸练习，能帮助体内的所有功能恢复平衡：

从计算你的吐气开始（一，吐气、吸气；二，吐气、吸气；三，吐气、吸气……）。数到你完成三十六次呼吸为止。如果数到忘了次数，不妨重新开始。这个练习你可以一次做完，也可以在一天当中，以九个一组的形式分四次做完。请让呼吸自然地进行。假以时日，你的呼吸将不自觉地变得更加深沉、更有节奏。

第二章
层次和态度

我什么也没做。一切都是宇宙能量所为，因此我无法居功。然而，由于我什么也没做，所以从不觉得累。过去多年来我为有传染病的人做过跨接，可是我从来没被传染过。

——玛丽·柏迈斯特

把双手当成跨接线

过去四十年，玛丽平均一天看十个人，一周工作六天。每个疗程通常持续一个小时。尽管许多人远道而来接受她的疗程，但她不认为自己是疗愈能量的来源。更确切地说，她相信人人都有同样的能力，都可以通过运用双手，将宇宙生命能量导入身体。只要把双手放在适当的位置上，就能使生命能量运行到身体的另一个部位，或传送到另一个人身上。宇宙生命能量能穿透衣物、石膏、绷带或牙套，这些都无法阻碍由疗愈师手中传送到接受者身上的生命能量之流。

请将双手想象成跨接线[1]。只要接线就好，不用出力，也不必搓揉或

---

[1] 连接两辆汽车的电池的充电线。

按摩。玛丽谈到跨接线的运用时曾提醒学员，快乐手不是一种技术，而是一门艺术。技术往往需要牢记专门的规则和精确的"机械式"应用；艺术则需要一种理解的胸襟，以及具备弹性、创意的思维。因此，运用跨接线没有绝对的做法，用你觉得最自然的方法就对了。

当你要跨接自己或他人时，请记住以下这些重点：

- 放轻松。如果你无法放松，只要觉得自在就好，不需要勉强放松。总有一天你可以不必努力就能放松。
- 你可以坐着、站着或者躺下来，只要你觉得舒服、方便又行得通就好。
- 一次只要用双手操作各个步骤几分钟即可，或者直到你能感觉到一股均匀、有节奏的脉动为止。
- 一天当中的任何时刻都可以跨接。每天运用最简单的操作步骤就能达到效果。

事实上，跨接的动作简单又不费力。我们光是握着一根手指就能获得强大的效果。诚如我们即将看到的，每根手指负责协调一个特定的维度（dimension）或所属的层次（depth）。调和各个层次能让我们卸掉有害的态度（例如恐惧或悲伤），这些态度正是导致能量停滞和失调的主因。

认识层次和态度

物质是灵性的最低层面，灵性是物质的最高等级。

　　快乐手的博大精深，在层次的概念上最显而易见。层次是一种实用的疗愈工具，也是一种了解我们如何诞生、如何与所有生命之源保持合一的手段。

　　我们不妨将层次理解成生命的维度，每个层次都负责一组涵盖身、心、灵在内的特定功能。所有维度彼此影响又互相依赖，同时，每个维度也为下一个维度提供了天然的基础。因此，层次揭示出生命中隐含的秩序，使我们对每个维度背后的含义有深刻的洞察。

　　层次也描绘了能量变成形式、精神变成物质的过程，而创造过程中的每一步都是接续前一步而来。尽管我们将每个层次定义成一个创造的阶段，但须记住，我们从不曾与任何阶段分离，即使是最分散的纯能量形式，也仍旧与肉体本身合而为一。每个层次都与其他层次互相影响，目的是延续和整合人类经验。简而言之，各个层次的相互关系，揭示了非物质与物质现实、思想与实体，以及宇宙与个体之间的关联性。

　　且让我们暂停一分钟，想象自己来自无穷无尽的能量源头。事实上，现代科学正是以这种方式推论我们的诞生。从科学和宇宙论的观点来看，宇宙源自所谓的"大爆炸"，巨大的能量爆炸创造了一切物质。在大爆炸前，宇宙以无边无际、毫无二致的能量形式存在。在这股无限的能量里存在着能创造无数可能的种子。这股能量依旧存在，它在快乐手中被称为第九层次。我们每个人仍然和第九层次合为一体，我们每个人也都一如既往地与纯能量的原始潜能彼此连结。

这个宇宙能量自身个体化并显现出来的过程叫作稠密化（densing down）。在渐趋稠密的过程中，生命能量会依序经历各种收缩阶段，为的是以物质形式出现。这个收缩过程开始于第八层次。第八层次通常被描绘为一个点（dot）"·"。而第九层次巨大无边的能量则从此处开始集结，成为一切来源的不可知的源头。

生命能量在第七层次被压缩成"宇宙之光"。这个层次为每个人提供了生命的火花并赋予其肉体生命。第七层次也与太阳和光有关。

从第六层次到第一层次，生命能量渐趋稠密，形成了人类形式的各个层面。因此，每个层次都包含人类身、心、灵各个层面的所有功能。举例而言，在身体的层面上，每个层次都负责创造和维持一组特定的器官功能。

这六个层次也和特定的态度相对应。在快乐手里，"态度"这个用语指的是一种特定的情绪反应，例如习惯性的恐惧或愤怒。态度缺乏弹性、毫不让步的本质，是失调的主要根源。因此，当某种特定的态度占上风时，与它相关的层次便随之失衡。这种失衡，当然可能对该层次所主宰的特定器官功能造成负面影响。

幸好，反之亦然：当我们平衡了某个特定层次时，我们也卸除了与它密切相关的态度，可以反过来矫正任何可能影响相关器官的失调。由于这六个层次分别由我们手上的某个位置管控，因此平衡一个层次，就像跨接我们的一根手指或手掌一样容易。

接下来，我们将进一步检视这六个层次。我们的讨论主要会聚焦在每个层次所对应的器官及其特有的态度上。然而，由于层次也和组成天、地的元素有关，我们应该注意的是，它们还有许多其他的对应关系。因此，这六个层次都分别与特定的颜色、行星、元素和季节有关。下面各个层次的图表都完整地说明了还尚未被提及的各种关联。

在参考这些图表时，请记住，每个关联都能告诉我们某个特定层次的需求。对特定的颜色极度反感或深受吸引、在一星期的某一天经常感到疲倦、对某种口味有强烈的偏好或厌恶，都是为了让我们注意到相关层次的失衡。例如，长期渴望甜食就与第一层次的失衡有关。

第六层次——掌心/全然的沮丧

这是人类最高等级的区别原则，也是人类意识处于最完整且不受限制的状态之中。

第六层次是"非个人的"宇宙和我们"个人的"人类经验之间的过渡（见表2.1）。因此，第六层次是我们个人的生命能量的源头。这个源头滋养着我们所有的器官，以及体内能量转化为物质的过程中的所有形态。第六层次支持横膈膜和肚脐功能，并为全身上下提供生命力。基于这个理由，第六层次往往被称为"全面性的调和者"，它能使我们的身、心、灵彼此协调，又和宇宙协调一致。

表2.1　第六层次：全面性的调和者

手指	掌心
态度	全然的沮丧
器官	横膈膜、肚脐
功能	生命的源头
颜色	纯净发光的红宝石色
星期	星期一
最大的压力	睡眠
元素	原始之火
行星	月亮
星座	射手、摩羯
季节	所有季节
音调	D
味觉	全部
气味	全部
安全能量锁	0~26

　　当这个全面性的调和者开始失衡时，结果便是全然的沮丧。在身体的层面，失调可能会发生在横膈膜和肚脐的器官功能上。当第六层次平衡时，我们会感受到深深的平静并和宇宙合而为一，而相对应的器官功能也会处于和谐之中。

　　平衡第六层次的方法是跨接手掌心（见图2.1）。记住，你想怎么握都行。跨接第六层次最古老的方法之一就是双手合十。古人知道它不只是象征性的手势——想和宇宙协调一致，它也是个实际可行又能动手体验的好方法。

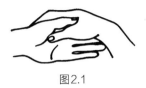

图2.1

在第六层次，宇宙生命能量已经稠密到变成"蓝图"了，它决定了我们外在形态的建构。这个过程是从由第一层次所主宰的最外面的表层，发展到由第五层次所主宰的身体最里面的核心。现在我们将逐一检视这些层次。

第一层次——拇指／忧虑

物质形式的维持者。

第一层次负责接受和处理食物（见表2.2），并使我们得以从外部和内部来源接受滋养。第一层次也协助我们消化这些养分，它们和我们所吃的食物、所想的念头一样多变。

表2.2　第一层次：维持者

手指	拇指
态度	忧虑

（续表）

器官	脾、胃
功能	皮肤表层
颜色	黄色
星期	星期六
最大的压力	坐着
元素	土
行星	土星
星座	巨蟹、双子
季节	夏季最炎热的时候
音调	G
味觉	甜味
气味	香气
安全能量锁	1~4

与第一层次相关的器官正好是脾、胃。这些器官直接表达出第一层次的功能。显而易见，胃能帮助我们消化食物，脾则是身体的"太阳能"来源，并为所有其他器官供应能量。第一层次生成我们的表层皮肤，通过其庞大、多孔的网络得以接收接触到的养分，我们也是通过它感知到来自他人的触摸和滋养。

当第一层次协调一致时，我们对自己接纳滋养的能力会富有安全感。与它相对应的感受是"忧虑"，它是与第一层次失衡相关的态度。

要平衡第一层次，请跨接任一拇指（见图2.2）。

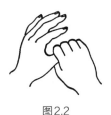

图2.2

在接受玛丽的快乐手疗程时，我感觉有一种奇特的发热感从我的手臂跑到手上。我想知道那是什么引起的。为了回答我的问题，玛丽握住我的双手，请我看看自己的拇指。她指出最上面的关节有多弯，然后告诉我："这是爱操心的象征。"玛丽继续为我跨接，几分钟后她叫我再看看拇指。这一次我目瞪口呆，它们居然变直了！（而且十二年后仍然如此。）

当晚回到饭店房间时，我发现自己满脑子都是通常会让我操心的事，但不知怎么，我想着它们时，竟然能成功地保持平静和放松。

那次体验后，我意识到让拇指保持挺直的价值。当我发现自己过分担心时（这不常发生），我就握着拇指。在让我放松方面，我依然对它们的效果感到惊奇。

第二层次——无名指/悲伤

节奏与和谐。

第二层次能为身体带来活力和能量（见表2.3）。第二层次负责调和生命的基本节奏，也就是我们的排放和吸收。当第二层次协调一致时，我们比较有能力放手，并以平稳、从容的速度接收能量。基于这个理由，第二层次也被称为"生命的微小气息"。

表2.3　第二层次：生命的基本节奏

手指	无名指
态度	悲伤
器官	肺、大肠
功能	深层皮肤
颜色	白色
星期	星期五
最大的压力	斜靠
元素	风（金）
行星	金星（天王星）
星座	牡羊、金牛
季节	秋季
音调	E
味觉	辛辣
气味	肉味
安全能量锁	5~15

毫不意外，第二层次负责协调身体的呼吸系统，与它相关的器官是肺和大肠。这里也是生命能量创造被称为"深层皮肤"这个身体组织的地方，这个组织的网络构成了皮肤的基础，包覆着身体的主要器官。

当"悲伤"令我们不知所措时，第二层次便会失衡。当然，会感到悲伤是因为我们天生的情绪节奏被打断。当我们悲伤时，会感受到对放手的无能为力。我们像是被卡住，对某件自己无法拥有的事物紧握不放。平衡第二层次能协助我们在情绪和身体层面上（肺和大肠功能）释放对老旧事物的执着，并乐于接受新的事物。

要平衡第二层次，请跨接无名指（见图2.3）。

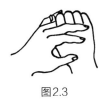

图2.3

我朋友有二十年的气喘病史。我教她如何握着无名指来增强呼吸功能。她说握着之后她的呼吸更顺畅了，而且决定从我这儿接受一些快乐手的疗程。我把焦点集中在平衡第二层次上。经过三次疗程，她说她觉得自己重获新生，自从接受快乐手，她已经不需要任何药物或喷剂了。她还说，她第一次觉得自己的肺部如此清爽。

第三层次——中指／愤怒

调和各种元素的关键。

和第六层次一样，第三层次也是一名调和者。但第六层次掌管的是我们和宇宙之间的和谐，第三层次调节的则是身体内部的和谐（见表2.4）。第三层次负责让身体所有的元素维持在正确的比例上。同样，第三层次也协调我们的各种情绪。当这种作用发酵时，我们便能以更慈悲的眼光去看待生命。

表2.4　第三层次：所有元素的调和者

手指	中指
态度	愤怒
器官	肝、胆
功能	血液精华
颜色	绿色
星期	星期四
最大的压力	阅读
元素	气（木）
行星	木星
星座	双鱼、水瓶
季节	春季
音调	C
味觉	酸味
气味	酸臭
安全能量锁	16~22

第三层次监督肝、胆功能，也是生命能量创造"血液精华"的地方。快乐手贴切地将血液视为一股协调的力量，因为它的任务是将各种养分配送到身体不同的地方。

与第三层次相关的态度是"愤怒"。快乐手将愤怒视为一股能让灵与肉分离的力量，因为它在体内创造出剧烈且破坏稳定的能量。当我们平衡第三层次时，慈悲的能力会增强，肝、胆功能也会恢复和谐。

要平衡第三层次，请跨接任一中指（见图2.4）。

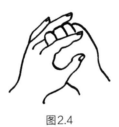

图2.4

我先生下班回家时显得极度沮丧。因为每一件可能出错的事情那天全发生了。他对我倾诉了很多心烦的事。

他对快乐手并不陌生，所以我建议他在说话时握着中指。他乖乖照办。几分钟后他的举止就变了。他开始笑着对我说："我现在没办法讲这些事情，它们似乎不再困扰我了。"

第四层次——食指/恐惧

生命的液体。

第四层次代表"流"或运行的流动性（见表2.5）。它使我们有能力克服心理、情绪或身体停滞所造成的负面冲击。

表2.5 第四层次：流动

手指	食指
态度	恐惧
器官	肾、膀胱
功能	肌肉系统
颜色	蓝色、黑色
星期	星期三
最大的压力	站立
元素	水
行星	水星（海王星、冥王星）
星座	天蝎、天秤
季节	冬季
音调	F
味觉	咸味
气味	腐臭
安全能量锁	23

由于流动性和运行对第四层次十分重要，由它来负责肌肉系统的创造算是恰到好处。第四层次也掌管那些调节体内水分运行的器官，也就是肾和膀胱。快乐手和其他几种古代疗愈艺术一样，相信肾具有更大的功能，即贮藏并为全身配送生命能量。

当第四层次失衡时，带来的态度是"恐惧"。快乐手将恐惧定义成

"似是而非的错误证据"，是其他一切态度的源头。此外，恐惧也是一股令人瘫痪的力量，它会妨碍第四层次自然运行的法则，还具有减缓体液循环的影响。只要想到体液循环是由第四层次的器官——肾和膀胱所主宰，这也就不足为奇了。平衡第四层次能恢复体液循环的自由，并赋予我们免于恐惧的自由。

要平衡第四层次，请跨接任一食指（见图2.5）。

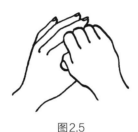

图2.5

即将展开的商务旅行让我非常担心，使我的左下背越来越痛，痛到我怀疑自己究竟能不能出差。我找了医生整脊，但背还是很痛。最后，我在背痛到不行的情况下上了飞机。坐在飞机上时，玛丽的话在我耳边清晰、响亮地响起："保持简单，背痛时握着食指就好。"我握着食指，感觉恐惧渐渐消失，更令我惊讶的是，连背痛也消失了。出差一整周，我的背完全不痛，这让我想起了快乐手的简单易行。

第五层次——小指/勉强、伪装

处于知晓的状态，而非只是思考。

第五层次是直觉知识的来源（见表2.6）。当第五层次平衡时，我们可以直接从宇宙接收灵感。渐趋稠密的生命能量，负责在此处创造我们的骨骼系统。受第五层次支援的器官功能是心和小肠。事实上，心为我们提供了探索第五层次本质的绝佳洞察力，因此当我们敞开心扉时，我们会信任并乐于接受来自宇宙的灵感。

表2.6　第五层次：凭直觉获得的知识

手指	小指
态度	勉强、伪装
器官	心、小肠
功能	骨骼
颜色	红色
星期	星期二
最大的压力	行走
元素	火
行星	火星
星座	狮子、处女
季节	夏季
音调	A

（续表）

味觉	苦味
气味	烧焦
安全能量锁	24~26

与第五层次相关的态度是"伪装"。快乐手将伪装称为"勉强"（trying-to）。为了防止第五层次失衡，快乐手建议我们避免以下日常陷阱：

- 不要批判或者被批判。在做出论断时，我们自以为了解全局，这显然是不可能的。同样，论断往往假定一个人能避开自己身处的任何情境，而这也不切实际。一个人的行为举止，代表的就是他在某个特定发展阶段的觉察。
- 不要比较或者竞争。一切比较皆是虚妄。每个人和情境都独一无二，因此无法与其他人事物相比较。基本上，所有的比较和竞争形式都建立在假象上。
- 不要贴标签或者被贴标签。贴标签就是加以限制。被别人贴标签则有损于我们的生命状态。当我们用自己的判断为某种情境或状况贴标签时，我们信任和注意的反而是失调，而不是和谐。
- 不要问为什么。所有的成熟和发展都是一个有机的过程，一种有条理的开展。当我们到了必须了解的时候，答案自然就会浮现。

第五层次的失衡，往往会以心或小肠功能失调的形式显现在身体上。平衡第五层次能让我们应对这些身体的失调，并超越"勉强"的态度前进。

要平衡第五层次，请跨接小指（见图2.6）。你不妨用让自己最舒服的方式握着任一小指。

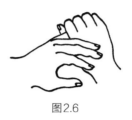

图2.6

二十世纪八十年代初期，有一位全科医生在为我检查时十分担心他从听诊器里听到的声音，于是将我转给一位心脏科医生。小时候我被诊断出有心脏杂音，这回又被诊断为主动脉瓣关闭不全。

从那以后，我每年都做一次心脏超声波检查，而且不断被证明心脏的体积越来越大。最初心脏科医生告诉我，就统计概率而言，我这辈子有可能会在某个时间点进行瓣膜置换手术。但根据1994年秋天所做的心脏回波显示和心导管检查，我的病情预测已经从置换手术"是否"会发生，变成了"何时"会发生。

1994年12月我开始接触快乐手。从那时起，我每隔一两周就接受一次快乐手疗程。我也很尽责地每天练习自助步骤，每一个自助疗程都做满五分钟，还针对心脏功能特别握了小指。

1995年秋天我又做了心脏超声波检查，结果显示心脏的体积缩小到三年前的测量结果。这是我从十三年前进行一年一度的心脏超声波检查以来，首次发现心脏尺寸缩小。

心脏科医生宣称，他无法解释这些结果。但是我可以。

正如我们刚才所看到的，握着一根手指的简单动作，可以是一种效果强大的工具，它能协调器官功能，并抵消各种态度的负面影响。用它来搭配第一章结尾的呼吸练习，能大幅增强我们的能力，就连最根深蒂固的冥顽态度也能因此而卸下。请记住，要释放各种态度并恢复身、心、灵的和谐，没有比呼吸更基本的了。

对于引导生命能量以特定的模式流动，呼吸同样不可或缺。借由每一次吐气，能量会从身体的正面往下运行；借由随之而来的每一次吸气，能量则从身体的背面往上运行。下一章我们会看到，这种特定的运行模式，是身体所有能量流中最自然原始的一种。当我们放松、吐气和接收气息时，就是在让这条最重要的能量通道免于堵塞。

第三章

三一能量流

前两章介绍了简单的呼吸和跨接练习，它们在获得和维持和谐方面是一生受用的强大工具。身体、心理、精神层面的所有功能都能经由呼吸和手指来加以调节。事实上，村井次郎的研究显示，我们的每一根手指都能影响体内的一万四千四百种功能。

在某种意义上说，要处理可能在体内发生的种种失调，我们并不需要知道太多。尽管快乐手包含许多我们还没学到过的其他概念和练习，但这并不需要让我们"做更多"。不过扩大对快乐手的认识，能相对让我们增加对自己的了解，对失调的来源也会发展出更细致的领悟。此外，快乐手有些特别的练习对特定的个人需求格外有益。由于许多操作步骤会直接影响身体的能量流，因此我们现在必须停下来去探索这个非常重要的概念。

什么是能量流？

村井次郎在研究的过程中证实，身体被能量路径或流动模式所贯穿，这些能量流能统合所有看似不相干的身体部位。

为了更了解这个概念，请将能量想象成水。大气中的水，通常以水汽的形式四散各处。水汽凝结时，会变成雨滴落向地面。正如我们所看到的，这就像能量穿过各个层次而渐趋稠密一样。

当雨水降至地面时，会从丘陵和山脉流向溪谷，再由溪谷导入河流。这些河流当中最巨大、最雄伟的被称作古河，它们已经在相同的水道上流动了数千年之久。最后，这些古河会形成各种支流分散出去。

这些河流并非无止境且漫无目的地流动，当它们轻易又丰沛地运行时，会将生命所需的水和养分，运送至河底及周围的河岸，并使邻近的区域肥沃起来。相反，当它们的流动过于受限或骚乱不安时，就无法以同样的方式滋养周边环境。

身体的能量流也以同样的方式运行。当能量轻易又丰沛地循环时，我们的身、心、灵都会受到滋养。可是当能量变得堵塞、受限或停滞时，造成的后果便是失调。

在快乐手中有三条主要的协调能量流，统称为三一能量流（the Trinity）。这三条能量流分别是：正中能量流和左、右监督者能量流。三一能量流就像身体的古河，其中最重要的是正中能量流。

正中能量流——生命之源

以椭圆形运转且涵括一切，是天地万物的无根之根。

前一节，我们将正中能量流与雄伟的古河类比。正中能量流就像一根灵敏又强大的天线，让我们直接连上宇宙的能量之源。我们不妨回想一下，这个连结发生在第六层次，是宇宙生命能量开始形成个人生命能量之源的地方。从这个源头，生命能量以一个椭圆形的巡回路线流动，从脸部、颈部和胸骨下降，行经腹部和耻骨，再沿着脊柱上升，接着往前越过头部，然后再次下降。

就如同第六层次是全面性的调和者，正中能量流则是身体最主要的协调能量流。它维系着我们与宇宙初始源头的连结，进而使我们有节奏地与生命之源协调一致。

与初始源头直接连结的正中能量流，是身体主要的能量来源。它能使我们恢复精力，让身体所有的能量流恢复元气。每当身体的一侧或另一侧能量失衡时，正中能量流都能加以协调，并将它们全部带回平衡的状态。

在第二章的结尾，我们理解如何通过调节自己的呼吸来引导正中能量流。现在让我们花点时间再次专注在呼吸上。当你吐气时，请想象能量从身体的正面往下运行；现在吸气，想象它沿着背部的中央往上运行。持续想象一段时间，想象当你呼吸时，能量在一条持续不断的轨道上运行。当然，你在呼吸时能量确实是以这种方式运行的，你所想象的就是正中能量流的路径。

正中能量流的路径揭示了快乐手的两个重要概念，分别是下降能量和上升能量功能。

下降能量从身体的正面往下运行，能协助释放发生在腰线以上的停滞。因此，让下降能量保持流动，有助于避免头痛或呼吸困难。

相反，从身体背面往上运行的上升能量，则负责清除腰线以下的紧张。肿胀的脚踝、僵硬的髋部和拇囊炎，只是上升能量表达需求的一些例子而已。

改善计划一：与生命之源保持协调

有时正中能量流沿线的某个位置会堵塞或卡住。当这种情况发生时，你可以通过跨接路径沿线的各个关键区域，轻易地移除这些障碍。以下这个简单的操作步骤，呈现了如何移除堵塞物，并使这条最重要的能量之"河"保持畅通的方法。

这些操作步骤被称为"改善计划"，因为它们是人生难题的创意解决方案。难题是受到限制的，改善计划则没有限制，而且可以很有趣。下面的改善计划能协调身体最重要的能量流——正中能量流，使你和宇宙有节奏地协调一致。

请记住：在对自己或他人运用这套操作步骤时，不必担心技巧。只要把手放在每个部位几分钟即可，或者直到你能感觉到一股有节奏的脉动为止（见图3.1）。

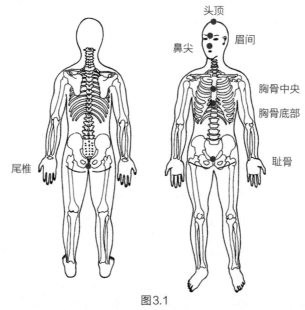

图3.1

1.开始时，请先将你的右手手掌或手指放在**头顶**。在接下来的练习中，请全程把右手留在头顶（直到步骤7时，再将右手移往脊柱底部）。

2.将左手的一根或多根手指放在**眉间**。这会使深层的身体能量循环（身体内在深处的能量）恢复活力，改善记忆，并消除心理压力甚至改善衰老的状态。

3.将左手放在**鼻尖**。这会使生殖功能和表层的身体能量循环恢复活力。

4.将左手的指尖放在**胸骨**上。这会使肺、呼吸、骨盆带和髋部恢复活力。（小提示：右手仍然留在头顶。）

5.将左手的指尖放在**胸骨底部**，也就是太阳神经丛的正上方。这会使下降与上升的生命能量之源恢复活力。

6.将左手放在**耻骨**上。这会使下降的生命能量之源恢复活力并强化脊椎。

7.将左手留在耻骨上，右手从头顶移开，改放到脊柱底部位于**尾椎**的区域（用手掌或手背皆可，看你觉得哪种舒服）。最后这个动作会使上升的生命能量之源恢复活力，并促进腿部和双脚的循环。

我先生是医生，过去多年来他接受过整脊治疗和各种按摩，但背部问题还是一再发生。去年夏天，他的下背部终于彻底爆发，出了毛病。他的第四节腰椎间盘突出。有好几个星期，他活在强烈的痛苦和恐惧之中，他担心难以忍受的疼痛，也害怕自己必须动手术。当我有空时，偶尔会花几个星期为他治疗，而他也体验到一些缓解。可是他在疼痛不堪的情况下，还是担惊受怕又举步维艰。绝望之余，我们趁着周末长假把孩子送走，我决心在这段时间内一天为他治疗两次。在密集地为他治疗时，我用的是正中能量流，因为它行经身体的中央，

能为脊椎和全身赋予能量。运用这个能量流，我们可以强化脊椎，使它变直，还能释放椎间盘的压力。那个周末是他的转折点。后来他觉得自己总算拨云见日了，而且确实走在彻底康复的道路上。

监督者能量流

身体的启蒙智慧。

正中能量流和左、右监督者能量流，共同组成了三一能量流。这两条监督者能量流都是应运正中能量流而生。正中能量在脊柱底部一分为二，分别流向两腿内侧。这些分支在膝盖内侧形成了监督者能量流。正如其名称所暗示的，这些能量流会"监督"位于所在一侧的所有身体功能。

左、右监督者能量流彼此互为镜像，就像立在身体两侧的两个能量椭圆。左监督者能量沿着身体左侧的中央往下和往上流动；右监督者能量也是遵循类似的路径，沿着身体右侧的中央运行。

每次监督者能量流从膝盖展开新的巡回时，能量就会运行得更深入一些。通过这种方式，能量被监督者能量流配送至身体五个层次的各个地方。

下面的改善计划能让你平衡左侧或右侧的监督者能量流。这在厘清思绪、使呼吸顺畅、帮助消化和减轻背痛方面特别有效。

改善计划二：监督者能量流

由于左、右监督者能量流会各自监管位于所在一侧的所有身体功能，因此当其中一侧感觉特别紧绷时，不妨施以适合的监督者能量流。

针对**左侧下降能量**的需求（见图3.2）：

1.将你的右手放在左肩上。

2.将你的左手放在左侧臀部。

针对**左侧上升能量**的需求（见图3.3）：

1.将你的右手放在左肩上。

2.将你的左手放在左腹股沟。

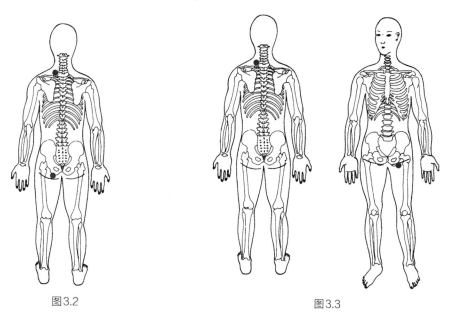

图3.2　　　　　　　　　　　　　　　　　　图3.3

针对**右侧下降能量**的需求（见图3.4）：

1.将你的左手放在右肩上。

2.将你的右手放在右侧臀部。

针对**右侧上升能量**的需求（见图3.5）：

1.将你的左手放在右肩上。

2.将你的右手放在右腹股沟。

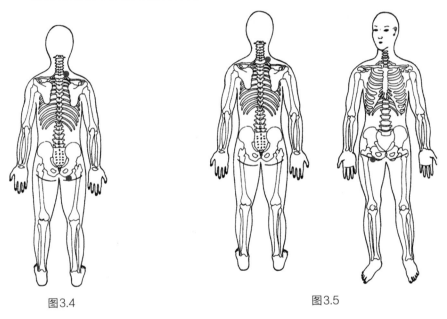

图3.4　　　　　　　　　　　　　　　图3.5

　　我从三岁起就认识雪伦，我们的生日刚好相差两个月。我们一起长大，一起玩耍，我妈因此注意到我们的发育状况不太一样，并发现雪伦有脊椎侧弯。

　　戴了五年从下巴到荐骨（现在一般称骶骨）的矫正器之后，雪伦在十四岁时动了手术，她的脊椎被植入一根金属杆。1993年，我去西雅图探望雪伦。我们已经有八年没见了，有很多近况要分享。看到她一瘸一拐的，我很震惊，我从不记得她跛脚。到了她家，我要求她站起来让我摸一下脊椎。我发现她的脊椎比原本该在的位置向左偏了两三厘米。

我提醒她这一点，然后告诉她，我知道有个办法可以帮助她矫正脊椎的位置，那就是快乐手。我先用右监督者能量流，再用左监督者能量流。雪伦再次起身，但这次她站得很挺，她的脊椎似乎也变直了，而且不再跛脚。雪伦也感觉到她的身体更放松，可以坐得更久，不必因为僵硬而每半小时就起身一次。

对角线协调者能量流

身体活动的法则。

尽管三一能量流不包含左、右对角线协调者能量流，但它们和三一能量流的重要关系不容忽视。左、右对角线协调者能量流从各自的肩膀开始，从背面到正面，从一边到另一边，从上到下穿行身体两侧，最后在另一侧的膝盖结束。它们能使左、右监督者能量流彼此协调，并和正中能量流协调一致。

协调者能量流能确保体内所有的能量流都与正中能量流交会，如此它们才能从源头持续接收令人恢复元气的生命能量。再者，当身体的一侧太过紧绷以至于影响到另一侧时，也可以运用协调者能量流来保持两侧的平衡。基于这些功能，使协调者能量流处于和谐状态是极其重要的。

改善计划三：调和协调者能量流

以下这组效果强大的操作步骤能调和协调者能量流，并减轻疲劳、紧张和压力。如果身体一侧似乎特别紧绷，那么无论用下列哪一个操作步骤都是适当的，而且一天当中的任何时候都适用。

针对**左侧能量**的需求（见图3.6）：

1.将你的左手拇指覆盖在左手无名指的指甲上。让拇指的指肚和无名指的指甲形成一个圈。（这有助于清理胸部。）

2.将你的右手放在左肩上。（这能使上升的能量恢复活力。）

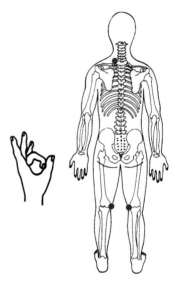

图3.6

3.同时，将膝盖靠拢，让它们的内侧碰在一起。双脚可以分开或靠拢，看你觉得怎样比较舒服。（这能使下降的能量恢复活力。）

针对**右侧能量**的需求（见图3.7）：

1.将你的右手拇指覆盖在右手无名指的指甲上。让拇指的指肚和无名指的指甲形成一个圈。（这有助于清理胸部。）

2.将你的左手放在右肩上。（这能使上升的能量恢复活力。）

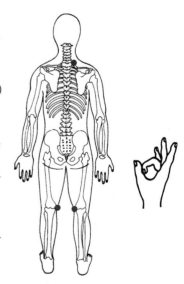

图3.7

3.同时，将膝盖靠拢，让它们的内侧碰

在一起。双脚可以分开或靠拢，看你觉得怎样比较舒服。（这能使下降的能量恢复活力。）

注意：这组操作步骤也能用来协调监督者能量流。

> 一些流感症状在我身上出现——身体疼痛、发烧、打冷战。我决定用协调者能量流自助手法，看看能不能防微杜渐。我知道协调者能量流对清除肩膀的紧绷状态很有效，而肩膀紧绷正是流感和感冒的潜在成因之一。
>
> 我的左肩非常紧，所以我持续施作了将近一小时。当紧绷终于消除时，我的烧也退了。我可以安稳地睡上一整晚。第二天早上醒来时，我的流感症状消失无踪而且没有复发。

为了强调三一能量流的重要性，让我们再次将它们想象成河流吧！正中能量流是最巨大、最重要的一条，因为它来自初始源头的供应。左、右监督者能量流则是它的两大分支，负责将水（能量）从主要河道转往周边区域。因此，当我们让正中能量流保持畅通时，它的两大分支就能接收充足的能量，进而随心所欲地流动。

当这两大分支丰沛地流动时，自然也会循其轨迹丰富并滋养其他多项重要的功能。监督者能量流是二十六个安全能量锁的所在地。这些将在后续几章中详细介绍的安全能量锁，可以发挥类似小水坝的功能。当其中一条能量之河开始堵塞时，过多的能量就会形成小水塘。运用这二十六个安全能量锁，能让我们清除这些障碍，并将积聚的能量送回遍及全身的各个能量流。

第四章
安全能量锁（SEL）1~15

数字的内涵，远胜于它的多寡。

正如我们所看到的，我们的健康与和谐，取决于遍及全身的生命能量通道是否连贯而畅通。至目前为止，我们探讨了这股能量在体内显化它自己的各个阶段（层次），以及它在体内运行的主要通道（三一能量流）。这些概念奠定了快乐手的基础。因此，增加与之相关的认识，对维持我们的整体平衡和福祉极为重要。

有时过多的能量会卡在体内的特定区域，这时我们可以轻易地运用26个被称为"安全能量锁"的位置来释放能量。安全能量锁又名"王国之钥"，因为它们能"开启"身、心、灵的生命能量之流。当安全能量锁开启时，能量会顺畅地流遍全身。然而，当我们因为日常例行事务在自己的心理、情绪或身体方面造成伤害时，身体的"刹车"或安全能量锁系统便会启动。因此，安全能量锁是一个预警系统，能让我们知道系统的某些部分是否超载。留意这个友善的警告，就可以立刻帮助自己，并预防可能发生的不适或灾难。通过对安全能量锁进一步熟悉，我们还能彻底根除失衡的因素。要恢复和谐，只需用双手开启特定的安全能量锁。

这26个安全能量锁（以下简称SEL）成双成对地排列在身体两侧，因此左侧有26个，右侧也有26个。每一对都互为镜像（见图4.1）。当然，这种排列方式大致与前一章讨论过的左、右监督者能量流的位置相对应。意料之内的是，这26个SEL全都位于监督者能量流内。

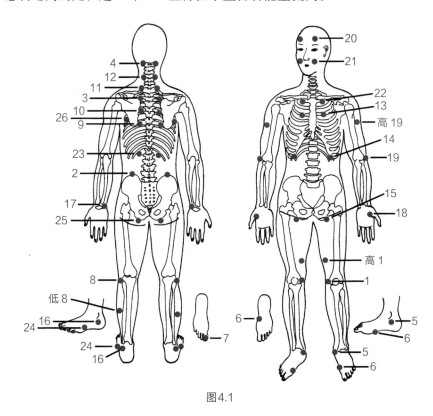

图4.1

在探索监督者能量流时，我们注意到，它们的功能之一是将能量送往身体的五个层次。由于所有的SEL都位于监督者能量流沿线，因此我们可以了解到，每个层次也都有它所属的一组特定的SEL。

当你对层次和SEL之间的关系提高觉察时，在恢复自己的整体意识，以及重新认识自己各个部位的相互关系方面，都将往前更进一步。熟悉这些不同的关系，能让你用更多样化的因应方式，来处理体内可能产生的任何失调。

如同我们所看到的，前五个层次各自负责一组涵盖身、心、灵各个方面的特定功能。我们已经知道如何用双手平衡各个层次，现在要进一步了解的是，开启特定的SEL，也能协助相关的层次保持平衡，因为26个SEL各自会帮助某一特定的层次。反过来说，当我们协调某一特定的层次时，就是在强化与该层次有关的SEL。我将层次和SEL之间的关联概述如下：

- 第一层次与SEL1~4有关。
- 第二层次与SEL5~15有关。
- 第三层次与SEL16~22有关。
- 第四层次与SEL23有关。
- 第五层次与SEL24~26有关。
- 第六层次被认为包含全部，也就是身、心、灵整体的调和者。

在接下来的讨论中，我们会在相关层次的脉络下检视26个SEL。这一章要介绍的是，包含在第一和第二层次内的SEL1~15。

在这段概述中，我们会聚焦在各个SEL的位置和普遍适用的含义上。此外，我们也会学习当特定的SEL被"锁上"时，可能引发的某些失调及一些容易上手的施作练习。要跨接SEL，同样运用一贯的指导方针，舒服地把手放在特定位置上几分钟，或者直到能感觉到一股有节奏的脉动为止。不必过于担心准确性，每个SEL都有七八厘米的有效半径区域。随着觉察的逐渐提高，假以时日你也能学会"正中要害"，但这并不是必要技巧。为了方便起见，下面的索引能帮你找到特定的SEL，以便用来处理特定的需求。

安全能量锁（SEL）索引

协助改善	使用的SEL	协助改善	使用的SEL
腹部	1、15、23	发烧	3
脚踝	9、15、17	足部	9、15
食欲	13	头部	1、7、16、18
手臂	9、11、12	心脏	10、15、17
背部	2、6、9、19	髋部	6、9、11、14
腹胀	1、15、17	失眠	4、18
脑部	23	膝盖	10、15
乳房	17、19	腿部	2、9、11、15
呼吸	1、2、3	思绪清晰	7、20、21、25
胸部	6、9、10、13	肌肉	8、16
循环	10、23	颈部	11、12、13、16
感冒	3	神经系统	17
痉挛	7	骨盆	3、8
消化	2、5、7、19	生殖	8、13、16、17
头晕	21	颤抖	24、26
耳朵	5、20	肩膀	10、11、13
排泄	8、16	喉咙	3、4、10
情绪平衡	12、22、23、24	甲状腺	14
平衡	6、20	体重	21
眼睛	4、20	手腕	9、11

在阅读以下的SEL概述时，请参照图4.1去查找它们的位置。跨接自己的时候，可能会发现有些SEL位于背部等难以触及的地方。为了能够自助，村井次郎发现全身上下都有能轻易触及的相对应的区域。因此，任何人都能轻易打开自己所有的SEL。

通过类似的方式，你会注意到以下许多练习必须同时跨接两个不同的SEL。另外的那个SEL担任的是某种"出口"的作用，有助于输送从被"锁上"的SEL中疏解的能量。

第一层次的SEL：1~4

SEL1：初始的推进者

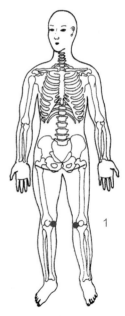

SEL1位于膝盖内侧，正好是大腿和胫骨相连的凸出处（见图4.2）。SEL1能将下降的能量（从身体正面往下运行）和上升的能量（从身体背面往上流动）合而为一，使我们从头到脚都处于和谐的状态之中。SEL1被认为是"初始的推进者，能连结极高和极深之处"。

开启SEL1，有助于缓解所有形式的腹痛（腹胀、不适）和头痛。它还能促进更深沉、更自在的呼吸。

你可以用双手的拇指、其他手指、手掌或手背去

图4.2

跨接自己或他人。花几分钟握住左、右两膝的中间或内侧，你将感觉到不舒服渐渐消失。

你也可以通过同时跨接SEL2来帮助SEL1：

1.将你的左手放在位于右膝的SEL1，并将你的右手放在位于右侧髋部的SEL2（见图4.3）。

2.将你的右手放在位于左膝的SEL1，并将你的左手放在位于左侧髋部的SEL2。

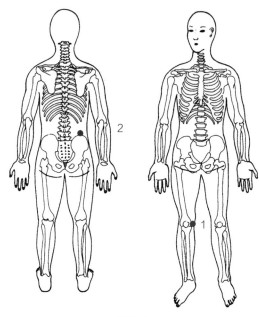

图4.3

我当时暂住在凯鲁瓦湾旁的美丽的住宅中，每天都兴致勃勃地下海游泳。有一次我走到海边时，由于前一晚刚下过大雨，我发现海水看起来不太一样。海水显得阴暗，而不是以往常见的清澈的土耳其蓝。但身为一名贪心的泳客，我还是独自朝海中走去。

我游了差不多十五米时，感觉有一道刺骨的电流贯穿身体。我开始发麻，而且惊慌失措，后来不知道用了什么方法才回到岸边。原来我被一只僧帽水母缠住了，它长长的触手盖住了我的脸、脖子、胸部、腰和大腿。我开始用沙粒摩擦皮肤，以去除让人刺痛的凝胶状物质，随后我的心跳开始加速，快到让我喘不过气来，就连身体也开始控制不住地发抖。我心想："喔，老天，我要死了！"于是我躺在沙滩上交叉双手，死命地握住我的"1"（位于膝盖内侧）。

我唯一记得的就是玛丽对"1"的描述——它是初始的推进者，而我认为自己必须尽快让这种感觉离开身体。我持续握了二十分钟左右，最后，我觉得身体平静下来，而且可以走路回家了。我的朋友在门口见到了我以及我身上布满的鞭痕，他们准备带我去医院。可是我反而躺在床上用起快乐手的自助疗法，而且第二天就感觉好多了。

SEL2：智慧

SEL2位于下背部的髋骨顶端，身体的左、右两侧各一（见图4.4）。SEL2与所有生物的生命力和智慧息息相关。当SEL2开启时，我们就能与初始智慧和人生在世的目的重新连结。

SEL2可以用来缓解任何形式的背部不适。它能平衡消化和呼吸，也能减轻腿部的紧张和压力。

跨接时，请直接把双手放在左、右两侧的SEL2上，就位于身体背面的骨盆骨顶端，或者可以像下面这样同时跨接SEL2和SEL3：

1.将你的左手放在位于右肩的SEL3，并将你的右手放在位于右侧髋部的SEL2（见图4.5）。

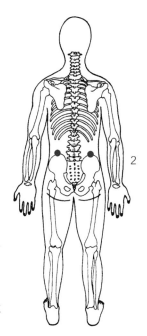

图4.4

2.将你的右手放在位于左肩的SEL3，并将你的左手放在位于左侧髋部的SEL2。

SEL3：门

SEL3位于上背部，在肩胛骨内侧上方的角落，脊椎的左、右两侧各一（见图4.6）。SEL3的功能像一扇门，往外开可以卸除紧张，往内开则能接收净化过的能量。

跨接SEL3可以帮助呼吸与治疗发烧、感冒、喉咙痛，并释放天然的抗生素来协助身体的免疫系统。当骨盆带承受压力和紧张时，跨接这个SEL也是一个好方法。只要将你的右手放在左肩的SEL3，并将左手放在右肩的SEL3，你就能感觉到紧张迅速地消散。

你也可以用以下简单的操作步骤来同时跨接SEL3和SEL15：

1.将你的左手放在位于右肩的SEL3，并将你的右手放在位于右腹股沟的SEL15（见图4.7）。

2.反之，将你的右手放在位于左肩的SEL3，并将你的左手放在位于左腹股沟的SEL15。

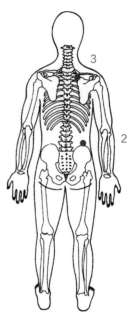

图4.5

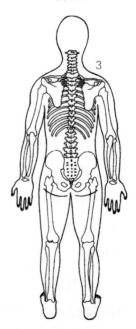

图4.6

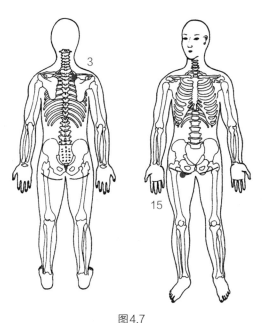

图4.7

在从盐湖城飞往南达科他州的班机上，我附近坐了一位年轻妈妈和一个六个月大的婴儿。这位妈妈看起来坐立难安，因为她的小宝贝发烧到40.5℃，吃了两次阿司匹林还是无法退烧。

这位妈妈最后变得十分沮丧，因此驾驶员决定在怀俄明州安排一次紧急降落。这段时间，一名空姐问机上有没有人能帮上忙。我走向那个小孩，然后跨接她的"3"。我记得"3"是天然的抗生素，而且对退烧相当有效。大约二十分钟后，飞机在怀俄明州降落。班机刚落地，这位妈妈就立刻为小宝贝量体温，看到她的体温已经降到38.9℃，她总算如释重负。

SEL4：窗

SEL4位于颅骨底部的枕骨脊，左、右两侧各一（见图4.8）。它被称为引领知识之光和生命气息进入的"窗户"。

SEL4能协调眼睛和喉咙的不适。当你或朋友饱受失眠、眼睛虚弱或疲劳、喉咙痛或干哑之苦时，不妨跨接SEL4。

要跨接SEL4，只要把你的双手放在该处几分钟即可，也可以同时跨接位于颊骨的SEL21。

1.将你的左手放在位于右侧颅骨底部的SEL4，并将你的右手放在位于左侧颊骨的SEL21（见图4.9）。

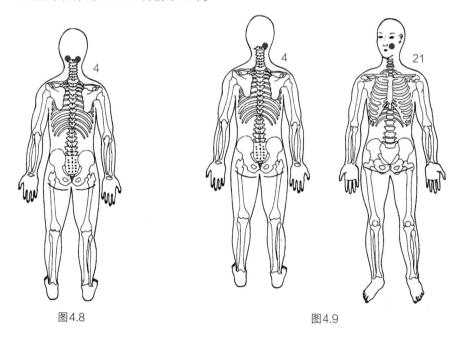

图4.8　　　　　　　　　　　　　　　　图4.9

2.将你的右手放在位于左侧颅骨底部的SEL4，并将你的左手放在位于右侧颊骨的SEL21。

> 　　我在为一名年轻女子做跨接时，注意到她的瞳孔极度扩大。她说她有遗传性的眼部疾病，这种会逐渐恶化的病症，让她只剩下周边视力和很微弱的中心视力。"可是我束手无策。"她说。我一言不发，只是开始跨接她的"4"，然后请她自己也跨接这里。几个星期后我又见到了她。"我有事情要告诉你！我担心会是昙花一现，不过我开始看得见了，而且每天都看见更多东西。"她告诉我她注意到以前从未见过的东西，比如建筑物，而且男友还必须"拉"着她走遍全城，因为她会站定并紧盯所有新奇的事物，就像爱丽丝梦游仙境一样。"谢谢你和我分享快乐手！"

第二层次的SEL：5~15

SEL5：再生

SEL5位于脚踝内侧，在踝骨和脚跟之间，能恢复我们送旧迎新的能力（见图4.10）。也因为这项功能，它与再生和重生有关。当SEL5开启时，我们会觉得从过去所有的束缚中释放。由于恐惧堪称最强大的束缚，所以每当感到恐惧时，我们往往可以跨接SEL5以消除恐惧。

SEL5对帮助消化和消除听力障碍也很有效。

要跨接SEL5，请把手放在两个脚踝内侧，如果觉得这个姿势不太舒服，不妨将双手放在位于腹股沟的SEL15。同时开启SEL15和SEL3的话，也可以开启SEL5：

1.将你的右手放在位于右腹股沟的SEL15，并将你的左手放在位于右肩的SEL3（见图4.11）。

2.保持这个姿势几分钟，然后将你的左手放在位于左腹股沟的SEL15，并将你的右手放在位于左肩的SEL3。

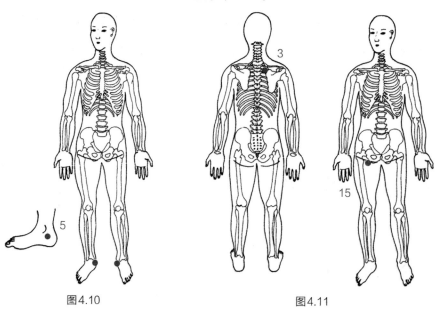

图4.10　　　　　　　　　　　　图4.11

SEL6：平衡和辨识

SEL6与平衡和辨识有关。它位于两脚足弓，大致在拇趾的脚底一侧和脚跟末端中间（见图4.12）。足弓是让我们在世间保持姿势平衡的结构。一如它在身体上的表现，SEL6能使我们以切实可行的方式去平衡来自宇宙的灵感。

SEL6能缓解胸闷的情况，还可以释放髋部和背部的紧张。SEL6也能帮助我们获得平衡。

要跨接SEL6，请把手放在两脚足弓处。和SEL5一样，我们也可以通过跨接SEL15和SEL3来开启SEL6，使用完全相同的操作步骤在这里也同样有效。

1.将你的右手放在位于右腹股沟的SEL15，并将你的左手放在位于右肩的SEL3（见图4.13）。

2.保持这个姿势几分钟，然后将你的左手放在位于左腹股沟的SEL15，并将你的右手放在位于左肩的SEL3。

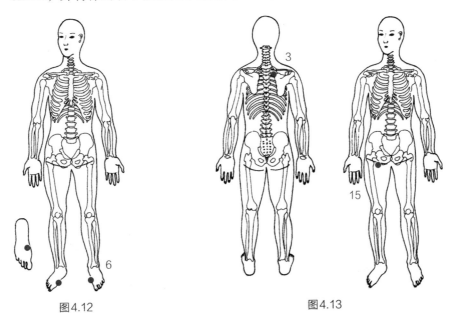

图4.12　　　　　　　　　　　　　　图4.13

SEL7：胜利

SEL7位于拇趾底部（见图4.14）。传统上，SEL7与发展有关，和灵性循环的完成有关，也就是胜利。

由于SEL7位于身体最底部，与最顶端相呼应。因此，它是一个有助于清理心智和头脑的安全能量锁。SEL7还能缓解头痛和抽搐，对促进消化也很有帮助。

要跨接SEL7，请握着图4.14所示的拇趾位置。如果这个动作不太方便，我们也可以通过跨接位于腹股沟的SEL15和髋部的SEL2来开启SEL7：

1.将你的左手放在位于左腹股沟的SEL15，并将你的右手放在位于右侧髋部的SEL2，用手掌或手背皆可（见图4.15）。

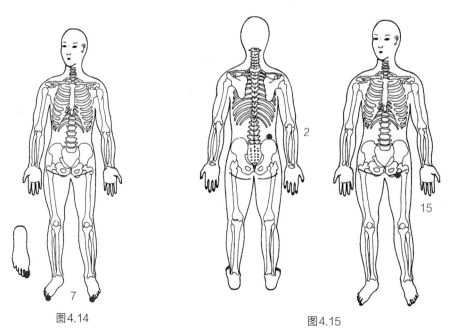

图4.14

图4.15

2.将你的右手放在位于右腹股沟的SEL15，并将你的左手放在位于左侧髋部的SEL2。

我的重度癫痫已经有十八年的病史，它会导致非常严重的抽搐，而且大多在我睡觉的时候发作。我会在开始抽搐前几秒醒过来。我在快乐手的课堂上学到，把手放在"7"能清除造成抽搐发作的能量堵塞。

有一天清晨，在度过压力极大的一周之后，我因为感觉到发作的前兆而惊醒。我很快抓住拇趾，然后死命地握着它们。当身体开始抽搐时，我把拇趾握到指关节发白，这样，抽搐的力道才不会把我的手指拉开。令我惊讶的是，这次的震颤还没达到过去惯有的力道就迅速减轻了，而且没有像以往那样让我失去意识。

我在床上躺了一段时间，并持续握着我的拇趾，直到我觉得有信心能坐起来喝杯茶为止。这次的经历让我心花怒放。这是我多年来头一次觉得可以控制自己的身体。我对快乐手这么快速、简单就能发挥作用感到震惊。

SEL8：节奏、力量和平静

SEL8位于膝盖背面外侧（见图4.16）。当SEL8开启时，我们会体验到并更加感觉到与宇宙的节奏、力量和平静协调一致。

SEL8能帮助排泄和生殖功能，对减轻肌肉紧绷及直肠和骨盆带的改善计划也很有效。

要跨接SEL8，请坐在舒适的
椅子上，或者躺下来让膝盖接近
胸部。如果这些姿势令人不舒服，
我们也可以通过跨接位于坐骨的
SEL25或位于髋部的SEL2，来开
启SEL8。

1.将你的左手放在位于左侧
臀部的SEL25，并将你的右手放
在位于右侧臀部的SEL25（见图
4.17）。

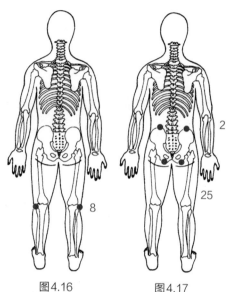

图4.16　　　图4.17

2.将你的左手放在位于左侧髋
部的SEL2，并将你的右手放在位于右侧髋骨的SEL2。

SEL9：一个循环的结束，另一个循环的开始

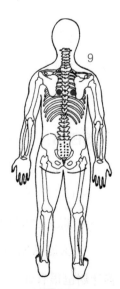

SEL9位于背部中段，在肩胛骨底部和脊柱之间
（见图4.18）。每当一个人难以重新开始时，不妨跨
接SEL9。SEL9能激励我们对生活进行除旧布新。

SEL9也连结身体的上半部和下半部，能协调并
恢复四肢的活力。每当出现胸闷、手臂和背部不适、
脚踝扭伤或髋部不适时，不妨跨接SEL9。

由于很少有人能触及SEL9，因此我们可以用位

图4.18

于手肘肘弯处、与拇指同侧的SEL19替代。只要开启SEL19，你也能自动开启SEL9。

1.要清理SEL9，请跨接并把手放在位于双臂手肘肘弯处、与拇指同侧的SEL19（见图4.19）。

2.如果同时跨接两边手肘让你不舒服，不妨先跨接右手肘，然后再换成左手肘。

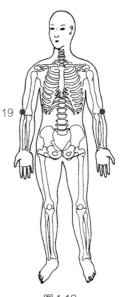

图4.19

1979年我去上了玛丽·柏迈斯特的第一堂课，之后我很热切地征求了几个朋友充当练习对象。其中一人是四十出头的健康男性，我认识他十二年了。他常常告诉我，他的事业稳定，收入也丰厚，但毫无成就感。他害怕去上班，这份工作太过舒适，因此他无法做出自己渴望的改变。

当时他来找我是为了摆脱手臂的不适。"9"对手臂有帮助，而且也代表一个循环的尾声和另一个循环的开始。这两者似乎都适用于他的情况，因此我决定专心清理他的"9"。

在两周内接受了六次治疗后，有一天上午他来我家报告新消息。前一天他在上班时，不由自主地跟老板提了辞职的事。这个决定受到老板的衷心祝福，他早就认为我朋友不知什么原因入错了行。

SEL10：丰足的粮仓

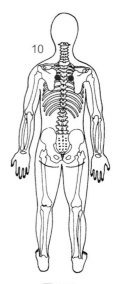

SEL10位于上背部，在肩胛骨和脊柱之间，与肩胛骨的中间齐平（见图4.20）。SEL10被视为"丰足的粮仓"，因为它在开启时会迸发出无限的生命能量。

开启SEL10能协调心脏、循环、喉咙、声音、肩膀和膝盖。和SEL9一样，SEL10也能协调胸部区城。它们对平衡血压特别有效。

和SEL9一样，SEL10可能很难触及，所以不必直接跨接它们，只要花几分钟用右手握着左上臂（即SEL高19），用左手握着右上臂即可。或者不妨像下面这样跨接上臂和另一侧的大腿（SEL高1）：

图4.20

1.将你的左手放在位于右上臂的SEL高19，并将你的右手放在位于左大腿内侧的SEL高1（见图4.21）。

2.将你的右手放在位于左上臂的SEL高19，并将你的左手放在位于右大腿内侧的SEL高1。

SEL11：卸下过去和未来的重担

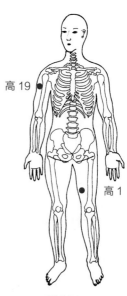

SEL11位于上背部，就在颈部连接肩膀的位置下方（见图4.22）。SEL11能帮助我们卸下过多的包袱。

图4.21

跨接SEL11能协调肩膀和颈部。它对减缓髋部和腿部的不适也很有效。开启SEL11对手臂——包括手肘、手腕、手部和手指都有好处。

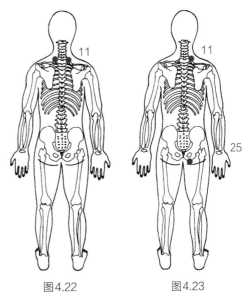

图4.22　　　　　　图4.23

我们可以将右手放在左肩SEL11上进行跨接，右肩SEL11则用左手去跨接。同时跨接SEL11和位于臀部的SEL25，也有助于清理SEL11：

1.把你的左手放在位于右肩的SEL11，并把你的右手放在位于右侧臀部的SEL25（见图4.23）。

2.用你的右手跨接位于左肩的SEL11，并把你的左手放在位于左侧臀部的SEL25。

大约三年前，我受雇为萝拉进行居家照护，她是一名久病在床、胸部以下瘫痪、还患有多发性硬化症的三十八岁女性。我每天都要为她做一次腿部运动来防止进一步的恶化。她的腿部十分僵硬而难以挪动。我的好友以快乐手为业，他教我把手放在萝拉的"11"和"15"。在按着两侧十分钟之后，我好惊讶！萝拉的腿变软了，我可以轻易地挪动它们。我对这件事情印象太深，所以当下就决定要学会并实践这门艺术。而我越深入探索快乐手，对它的印象就越深刻。

SEL12：不要随我的意愿，而是你的意愿

SEL12位于颈部后方，在颅骨和肩膀的中间，颈椎左、右两侧各一（见图4.24）。SEL12对我们的心理有强大的影响力，因为它们能重新校准我们与宇宙之间的意念。开启SEL12能恢复情绪上的平衡，还有助于疏解怒气。另外，也能协助缓解颈部和手臂的紧绷。

进行跨接时，请将双手分别放在左、右两侧的SEL12。此外，同时跨接尾椎（位于脊柱底部）和SEL12，也有助于让卡住的能量释放出来。

1.将你的左手放在位于颈部右侧的SEL12，并将你的右手放在位于脊柱底部的尾椎上（见图4.25）。

2.将你的右手放在位于颈部左侧的SEL12，并将你的左手放在位于脊柱底部的尾椎上。

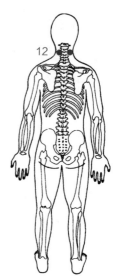

图4.24

SEL13：爱你的仇敌

SEL13位于胸腔正面，锁骨下方靠近第三根肋骨（见图4.26）。当SEL13开启时，我们比较能看到所有人的优点，即使是那些和我们意见不合或发生过冲突的人。

SEL13能协调生殖功能。它们也有助于平衡

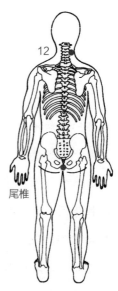

图4.25

食欲，并减轻肩膀和颈部的
紧绷。

要跨接SEL13，只要将
双手分别放在上面即可。你
也可以像下面这样跨接位于
上臂的SEL高19：

1.将你的左手放在右上
臂（见图4.27）。

2.将你的右手放在左上臂
（可以两只手臂分开来做，也
可以同时握着左、右上臂）。

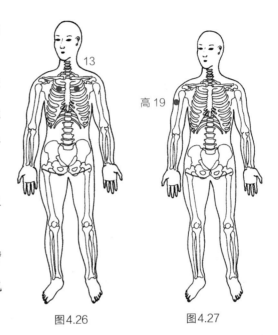

图4.26　　　　　　图4.27

　　我的一位怀孕的同事黛比预定在下周一进行剖腹产。周四是她请假前在办公室里工作的最后一天。她说她的孕期还算顺利，偏偏胎位不正。医生好几次试着要让胎儿"转正"，但胎儿还是头上脚下。

　　黛比说，她希望自己可以顺产，这样她才知道胎儿已经准备好要出来了，而不是由医生说了算。那天离开之前，她问我能不能为她施作快乐手，我只为她做过这么一次，我用的是"13"的能量流。

　　第二天我接到电话，说黛比当天（周五）上午就生了。我打电话到医院时，她非常兴奋。她在周五凌晨三点开始生产，当时胎儿已经转正了！但医生还是决定替她剖宫，因为"预约好的手术"不能更改。不过黛比恢复得相当快，直到今天她还是叫她女儿"仁神宝贝"。

SEL14：均衡、养分

SEL14位于胸腔正面底部，可赋予我们滋养自己并在日常生活中保持平衡的能力（见图4.28）。每当髋部或大腿部位失调或紧绷时，不妨跨接SEL14。开启SEL14还能维持上半身与下半身之间的平衡。

进行跨接时，你可以将双手放在左、右两侧的SEL14。你也可以通过跨接位于手肘肘弯处（与拇指同侧）的SEL19来协调它们。

1.将你的左手放在位于右手肘的SEL19，并将你的右手放在位于左大腿内侧的左SEL高1（见图4.29）。

2.将你的右手放在位于左手肘的SEL19，并将你的左手放在位于右大腿内侧的右SEL高1。

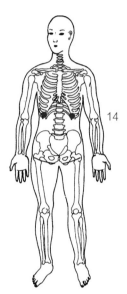

图4.28

SEL15：用笑声洗涤心灵

SEL15位于腹股沟（见图4.30）。跨接SEL15使我们更有能力恢复生活中的喜悦和笑声，这么一来，自然能改变我们对一切事物的看法。玛丽称SEL15为"喜剧演员"，因为它们能帮助我们不那么严肃地看待自己和局势。

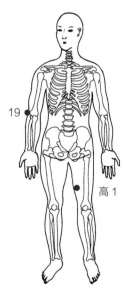

图4.29

SEL15能协调腹部、双腿、膝盖、脚踝和双脚。它也能用来帮助心脏并减轻腹胀的情况。

要跨接SEL15，请将双手放在左、右两侧的腹股沟，并保持这个姿势。你也可以用位于足弓的SEL6，接着用位于肩膀的SEL3来跨接SEL15。如果SEL6难以触及，那么只用SEL3还是能有效地跨接SEL15。

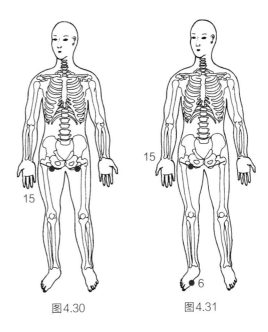

图4.30　　　　　　　　图4.31

1.将你的右手放在位于右腹股沟的SEL15，并将你的左手放在位于右脚足弓的SEL6（见图4.31）。或者将你的左手放在位于右肩的SEL3。

2.将你的左手放在位于左腹股沟的SEL15，并将你的右手放在位于左脚足弓的SEL6。或者将你的右手放在位于左肩的SEL3。

一位六十八岁的男士由于两侧股动脉完全堵塞而住院进行手术。他的左脚拇趾呈黑色，脚部因为长期缺乏循环而变成深紫色。医生打算一等他从股动脉手术中恢复，就尽快切除他左膝以下的部分。

我被叫去医院天天为他治疗，他出院后我也天天去他家为他治疗。我用了许多疏解SEL15的流程，我每天都看到颜色在变化。长话短说，他没有失去任何东西，连一根脚趾都没有。过去十二年来，这位男士每周持续从我这儿接受快乐手的疗程，而且生活充实，他照料广阔的玫瑰园，打保龄球，当志愿者，还跟妻子和家人去度假。

以上15个SEL全都包含在第一和第二层次内。请记住，当我们开启所有的安全能量锁并使它们免于堵塞时，我们也是在协助至关重要的第一和第二层次保持平衡。

第五章
安全能量锁（SEL）16~26

数字是通往宇宙能量之流的钥匙。

上一章，我们探索了位于第一和第二层次的SEL1~15。现在我们要将目光转向其余包含在第三、第四和第五层次的11个安全能量锁。

第三层次的SEL：16~22

SEL16：转化

SEL16位于脚踝外侧，在踝骨和脚跟之间（见图5.1）。它在SEL5的另一侧。当能量可以轻易地流经SEL16时，我们比较有能力在生活中做出健康、平顺的改变。基于这个理由，SEL16往往被认为能"破旧立新"。

SEL16能协调骨骼系统，而且有助于改

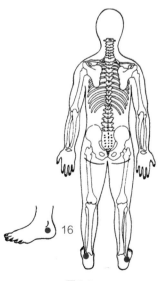

图5.1

善肌肉张力。它们在协助生殖功能、促进排泄和缓解头、颈部的紧绷方面也很有效。

如果够不到SEL16，你也可以通过以下的操作步骤，用SEL11和25来清理它们：

1.将你的右手放在位于左肩的SEL11，并将你的左手放在位于左侧臀部的SEL25（见图5.2）。

2.将你的左手放在位于右肩的SEL11，并将你的右手放在位于右侧臀部的SEL25。

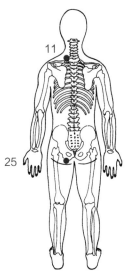

图5.2

当我还是个经验不足的菜鸟疗愈师时，有一位每周来一次的女性客户有长期颈部僵硬的毛病。有一次，她到我的办公室时明显在发抖。她说她的律师老公前一天失业了，她对未来十分恐惧——她有可能失去家庭、离开优渥的生活，甚至还可能要搬家。

我不确定用什么方式开始最好，但我想到了SEL16。"16"能打破旧有形式，为新的事物腾出空间。她的旧有形式看起来确实需要被打破。我又想到课堂上讲过"16"对脖子有帮助，所以决定通过调和这个特别的安全能量锁来为她治疗。治疗结束时，她的颈部不适已减轻了，情绪也似乎恢复了平衡。她对我说，不管情况如何演变，她都觉得自己更有能力去面对了。

SEL17：生殖能量

SEL17位于手腕外侧，与小指同侧（见图5.3）。它可以协调生殖能量。

SEL17适合用于紧急状况，因为它们有助于平衡神经系统。当SEL17开启时，其他受益的区域还包括心脏、乳房和脚踝，另外，对缓解腹胀也很有用。

要跨接SEL17，只要用你的左手握着右手腕几分钟，再用你的右手握着左手腕几分钟即可（见图5.4）。

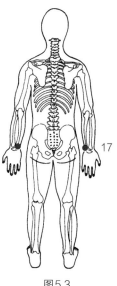

图5.3

我妈动完手术后去看了门诊，我去医院接她回家。我刚扶她进浴室没多久，就听到她疯狂地呼叫我。我跑进去时看见她昏倒在地，便抓着她开始握住"17"。每当我查看课堂笔记时常想着"紧急的时候谁会记得这么做啊"，但这次我确实记得，而且她很快就醒了过来。

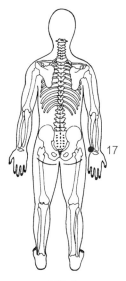

图5.4

SEL18：身体意识和人格

SEL18位于拇指底部的手掌一侧（见图5.5）。SEL18能使我们意识到身体，并整合我们的人格和物质身体。

SEL18还能协调胸腔和后脑勺，对排除睡眠障碍也很有帮助。

要跨接SEL18，请用你的左手按着右手拇指的底部几分钟。接着对另一只手如法炮制：用你的右手按着左手拇指的底部几分钟。

另一个清理SEL18的有效方法，是像下面这样跨接SEL25和SEL3：

1.把你的右手放在位于右侧臀部的SEL25，并把你的左手放在位于右肩的SEL3（见图5.6）。

2.把你的左手放在位于左侧臀部的SEL25，并把你的右手放在位于左肩的SEL3。

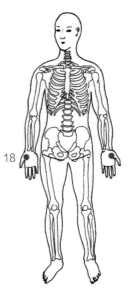

图5.5

我发现自己似乎在海拔较高的地方容易头痛，至少会让我一整天无法正常地生活和工作。最近，一位朋友教我把手放在拇指底部的安全能量锁"18"。她说这能帮我清除后脑勺感觉到的压力。我在下一次上山时对自己做了这个动作，对于结果我感到十分惊喜！

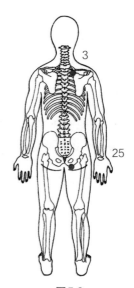

图5.6

SEL19：完美的平衡

SEL19位于手肘肘弯处，与拇指同侧（见图5.7）。它们与权威、领导力和临危不乱的能力有关。如同稍早看到的，当我们想开启难以触及的SEL9时，也可以用开启SEL19来代替。

SEL19有助于协调消化功能、背部、肺部和乳房，也能维持体能，因此对恢复整体能量很有效。

要跨接SEL19，请将你的右手放在左手肘拇指侧肘弯处，并将你的左手放在右手肘的肘弯处。要为从SEL19释放出来的能量提供额外出口，则不妨跨接位于上臂的SEL高19，并同时握着位于反向侧大腿的SEL高1。

1.用你的左手跨接右上臂的SEL高19，并将你的右手放在左大腿的SEL高1（见图5.8）。

2.用你的右手跨接左上臂的SEL高19，并将你的左手放在右大腿的SEL高1。

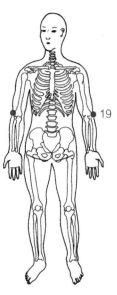

图5.7

SEL20：不朽的永恒

我们可以在额头上半部比眉毛稍高的地方找到SEL20（见图5.9）。SEL20能使个人意识和宇宙心灵合而为一，让我们得以瞥见被称为永恒的不

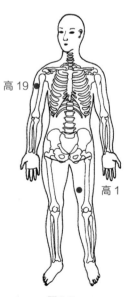

图5.8

朽的真相。

　　开启SEL20能协调耳朵和眼睛，也有助于促进更敏锐的心智活动并恢复平静。

　　要开启SEL20，请将你的左、右手分别放在SEL20上，并保持这个姿势。你也可以跨接SEL22来释放SEL20。在开启SEL19中建议的"上臂和大腿内侧"操作步骤，对SEL20也相当有效。

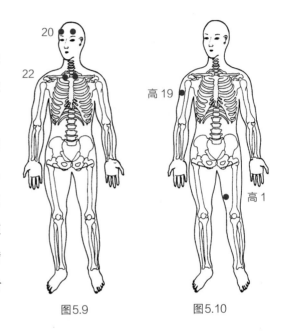

图5.9　　　　　图5.10

　　1.用你的左手跨接位于右上臂的SEL高19，并将你的右手放在位于左大腿的SEL高1（见图5.10）。

　　2.用你的右手跨接位于左上臂的SEL高19，并将你的左手放在位于右大腿的SEL高1。

SEL21：深度的安全感与挣脱心理束缚

　　我们可以在脸部两侧的颧骨下方找到SEL21（见图5.11）。SEL21能释放心理和生理上的沉重负担。

　　SEL21可以强化思考、恢复能量，而且有助于平衡体重改善计划（无论过重或过轻）。它们对缓解头晕和压力也很有效。

　　要开启SEL21，只要把手直接放在左、右颧骨下方几分钟即可。在

SEL19和20中建议采用的施作步骤，对释放卡在SEL21的能量也很有效。

1.用你的左手跨接位于右上臂的SEL高19，并将你的右手放在位于左大腿的SEL高1（见图5.12）。

2.用你的右手跨接位于左上臂的SEL高19，并将你的左手放在位于右大腿的SEL高1。

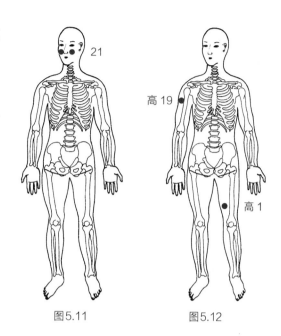

图5.11　　　　　图5.12

我有个朋友认为自己必须快点瘦下来。虽然我从不觉得他超重，但我告诉他"21"对体重改善计划很有效。接下来的几周他不但禁食，还照我的建议勤按"21"。有趣的是，由于他真的不需要减肥，结果反而还胖了几斤！"21"的能力就是正确地平衡体重，因此不准他减掉任何重量。

SEL22：完全适应

SEL22位于锁骨下方（见图5.13）。SEL22可以平衡和协调思绪，因为它们能让我们不带任何情绪或不那么执着，更客观、理性地思考。它们也能协助我们适应新局势和环境中的变迁，包括天气或季节上的变化。

由于SEL22代表完整，因此在身、心、灵各方面的整体平衡效果显著。它们还能协调甲状腺和副甲状腺，而且有助于预防中风。每当面临情绪压力或消化失调时，不妨尝试跨接SEL22。

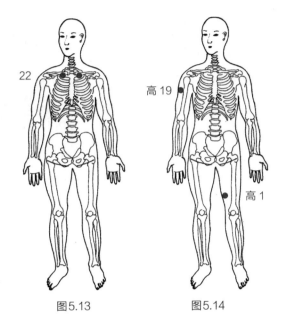

图5.13　　　　图5.14

要跨接SEL22，可以将左、右手放在锁骨下方的安全能量锁上，然后保持这个姿势，直到紧张消失为止。前面三个SEL建议采取的操作步骤，在这里也同样适用。

1.用你的左手跨接位于右上臂的SEL高19，并将你的右手放在位于左大腿的SEL高1（见图5.14）。

2.用你的右手跨接位于左上臂的SEL高19，并将你的左手放在位于右大腿的SEL高1。

吉妮和她先生艾利克斯要求我陪产。在他们来电话之前，吉妮已经分娩了大约十五个小时。我在上午九点半左右抵达，然后为她施作快乐手。那天上午她躺在床上休息时，我一直为她治疗。阵痛期间她在房里走动时，我也跟在一旁为她治疗。随着时间不断过去，我发现护士面带愁容。她说时间拖太久了，还在我耳边小声地说："再过二十分钟我就请医生过来，她有可能要动手术。"

这时已经是下午了，我正绞尽脑汁，想找出一股最能派上用场的能量流。我想到玛丽在课堂上教过，SEL22对胸部（13）、太阳神经丛（14）和腹股沟部位（15）的协调合作效果绝佳。我想，如果它们能连成一气并和谐运作，就能让能量在良好、顺畅的直达路径上沿着身体正面往下流动。如果奏效的话，或许往下流动的能量可以把胎儿带出来。于是我站在她的后面，双手越过她的肩膀，右手放在她右锁骨下方，左手放在她左锁骨下方。事情就这么发生了，当她第三次吐气时，一个美丽的女婴非常平静地来到人间，眼睛因为充满好奇而睁得大大的。

第四层次的SEL：23

在前五个层次当中，第四层次独一无二。它是SEL23的所在地，而且仅此一个。这种不寻常的情况凸显出SEL23的重要任务。它对我们的存在影响深远，而了解这种影响力的线索之一，就是它接近肾脏和肾上腺区域的位置。肾上腺掌管我们关于"战或逃"的反应。理所当然，这关系到第四层次的主要态度，也就是恐惧。因此，SEL23是协助我们排除恐惧的重要工具。

SEL23：人类命运的掌控者，维持适当的循环

SEL23位于腰背部（见图5.15）。SEL23是人类命运的掌控者，因为它们能消除恐惧，而恐惧对生命的自然流动而言是一种障碍。

SEL23能改善循环和肾上腺功能，对缓解腹部疼痛和减少乱发脾气也很有效。SEL23还有助于所有形式的成瘾症、循环系统改善计划、脑部功能和身体的敏捷度。

要跨接SEL23，请将你的左、右手直接放在腰背部即可。保持这个姿势几分钟，直到紧张释放为止。如果这个位置不好施作，不妨通过跨接位于腹股沟的SEL15和位于肩膀的SEL3，来开启SEL23。

1.把你的右手放在位于右腹股沟的SEL15，并把你的左手放在位于右肩的SEL3（见图5.16）。

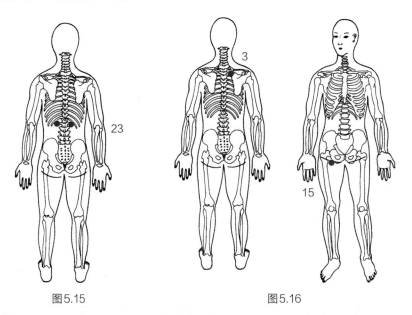

图5.15　　　　　　　　　　　　图5.16

2.把你的左手放在位于左腹股沟的SEL15，并把你的右手放在位于左肩的SEL3。

> 我陪我女儿艾达住院，她因为严重的呼吸窘迫症状被送进医院。我们的室友丹尼几乎每天都哭。有一天丹尼开始呻吟，哭声听起来比平常还痛。他的床边很快就围了六七位工作人员，他们站在那里讨论接下来要做哪种检查。这时哀号声盖过他们的声音："我的胃！我的胃啊！"我发现自己走了过去，一言不发地用手掌覆盖住丹尼的"23"。他的哀号减轻变成啜泣和低喃，接着就不再出声。丹尼直视我的眼睛，脸上露出了微笑。工作人员看危机已解除，便离开了房间。一名实习护士留下来问我："你在做什么？"我解释说，只要设法放松腰线后方，就可以减轻腹部疼痛。
>
> 第二天我走进病房时，发现那位护士坐在摇椅上并让丹尼躺在她的腿上，她正用手掌覆盖住他的"23"。他在啜泣，但音量轻微。"你是这么做的吗？"她羞怯地问我。

第五层次的SEL：24~26

SEL24：协调混乱

SEL24位于脚背外侧，大致在小趾和第四趾中间，在SEL6的对侧（见

图5.17）。每当我们感到困惑或混乱时，不妨跨接SEL24。它们能促进心智和身体的平静，因此也被称为"平静创造者"。

恰如其分的是，SEL24对排除身体呈现的混乱相当有效，例如发抖。它们在协助我们克服倔强、嫉妒和报复方面的感觉也颇有成效。

要跨接SEL24，我们可以直接把手放在它们上面，或者也可以同时跨接SEL26和腹股沟。

1.把你的左手放在位于右肩胛骨外侧边缘靠近腋窝的SEL26，把你的右手放在位于右腹股沟的SEL15（见图5.18）。

2.把你的右手放在位于左肩胛骨外侧边缘靠近腋窝的SEL26，把你的左手放在位于左腹股沟的SEL15。

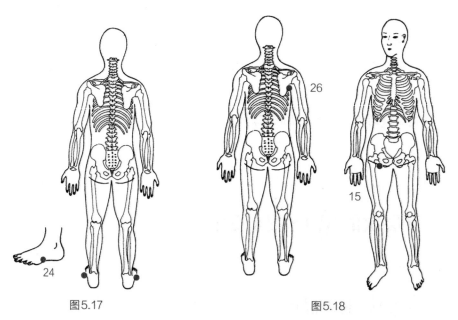

图5.17　　　　　　　　　　　　图5.18

去年六月，我去意大利阿西西参加工作坊。我们一行约九十人，搭乘大型巴士去圣方济各所到之处旅游。密集的冥想和托斯卡尼的弯路让一位成员严重晕车。她说："我觉得很恶心，而且身子很虚。"我请坐在她后面的人跨接她的"26"，我则跪在她面前跨接她的"24"。惊人的是，她大概三十秒就没事了。可以在转瞬间就帮到别人，真是乐趣十足又令人欣慰啊。

SEL25：安静地再生

SEL25位于坐骨，可以用来镇定、舒缓并安静地更新所有身体功能（见图5.19）。

SEL25还能提高警觉性，增加能量，让头脑变得更加清明。

要跨接它们，只要把手放在臀部，并保持姿势几分钟即可。像下面这样把手放在SEL3也能达到同样的效果：

1.把你的右手放在位于右侧臀部的SEL25，并把你的左手放在位于右肩的SEL3（见图5.20）。

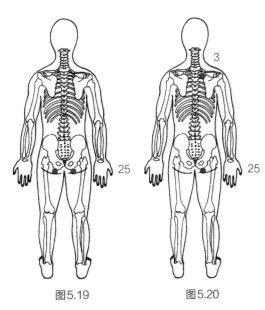

图5.19　　　　　图5.20

2.把你的左手放在位于左侧臀部的SEL25，并把你的右手放在位于左肩的SEL3。

SEL26：指导者、全然的平静、全然的和谐

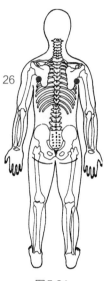

图5.21

位于肩胛骨外侧边缘又靠近腋窝的SEL26，代表的是"圆满"。它的开启能为全身带来和谐与不可或缺的生命能量（见图5.21）。

SEL26会用不可或缺的生命能量，来为所有心理和身体的功能充电。

只要默默地在胸前交叉双臂，并把手放在SEL26即可。一次施作一边或两边一起施作都可以。以下的练习对清理SEL26也十分有效：

1.用你的左手逐一握着右手的拇指、食指、中指、无名指和小指。

2.再用你的右手逐一握着左手的拇指、食指、中指、无名指和小指（见图5.22）。

安全能量锁的重要性再怎么强调都不为过。当你更熟悉它们的位置、更了解它们的用途、更自在地跨接它们时，你也将获得相应的自信心，让自己更有能

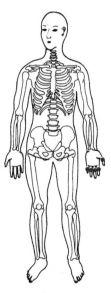

图5.22

力去处理任何可以想见的失调情况。

这26个安全能量锁代表能量高度集中的部位。我们的讨论大多集中在它们作为断路器的角色上，但对其他各种不同的能量流而言，它们同时也是监督者能量流沿线上具有高传导性的能量交会点。下一章，我们将进一步检视各式各样的能量流——快乐手中的十二器官能量流。

第六章
器官能量流

各种元素的协调机制。

如同我们先前学到的，能量流就像流经我们每个人的能量之河。当河中没有堵塞物时，能量可以无拘无束地行遍全身。可是当河流变得太过猛烈或受到阻碍时，能量的流动便会中断。此时涡流成形，能量溢出河岸，造成某些区域不必要的泛滥，而其他区域的基本能量需求因此受到剥夺。

我们在第三章认识到体内三条主要的能量之河，也就是三一能量流。它们分别是正中能量流和左、右监督者能量流。除了这三条主要的能量流之外，在配送生命能量到身体各处方面，另外十二条能量流也扮演着重要的角色。这一章，我们将聚焦在这十二条能量流上，它们也被称为器官能量流。

村井次郎在学习的过程中，注意到这十二条能量流与特定器官之间存在着独特的关系。尽管每条能量流都是以相关的器官来命名的，例如肝能量流或胆能量流，但整条能量流和相对应的器官，却形成一种彼此协调又各自为政的整体关系。能量流和器官不是分开的，器官反倒是能量流最稠密化的表现形式。基于这个理由，每条能量流的名称都恰当地包含了"功能能量"这几个字。也就是说，肺能量流被称为"肺功能能量"。因此，名称代表的是整条能量流，而非单指器官。

　　每条能量流都有它行经身体的独特路径。当它结束时，通道内的能量不会就此停住，而是变成另一条能量流继续前进。比如，生命能量在行经肝能量流之后，会继续变成肺能量流，再从肺能量流继续变成大肠能量流。因此，能量会在体内保持不间断的运行。这十二条器官能量流集体创造出一个统合的能量回路，并持续行经全身。快乐手的疗愈师会通过"倾听"手腕的十二种脉象（每只手各六种）来审视这十二条能量流是否和谐。（这些关于脉象的讨论超出本书的范畴，但在快乐手的课堂上会广泛地详细说明。）

通往和谐之路

　　我们可以通过某些失调现象来察觉能量流的堵塞。一条特定能量流的中断，会在其路径沿线的任何地方显现为症状。如同我们即将看到的，能量流往往很长，而且错综复杂，这表示失调可能发生在距离相关器官很远的地方。例如，脾功能能量会从拇趾的趾甲内侧上升至腿部，再进入腹部。能量流从此处前往脾脏，然后一分为二：一条支流在舌根结束旅程，能量就此消散；另一条则上升至胸部中央并流进心脏（见图6.7）。

　　从这个例子可以看出，脾能量流对身体绝大部分区域的健康和活力十分重要。脾能量流的失衡，会在能量流沿线的任何地方以失调的形式显现出来。这种情形也适用于其他所有的能量流。认识能量流的路线，可以了解症状的根本原因以及协调它的方式。我们可以用适当的快乐手操作步骤来恢复这条能量流的平衡。

每条个人化的器官能量流不仅供应生命能量，也会和我们意识的某一个层面产生共振。因此，能量行经这些独特路径的方式会影响我们的身体、心理和情绪。同样，这十二条器官能量流中的每一条也可能受到某种态度的不利影响（第二章曾讨论过）。比如，胃能量流和脾能量流会受到担忧和焦虑的负面冲击。相反，乐观开朗又宽容大度的人，则比较有能力维持胃和脾这两条能量流内部的和谐。

就像我们经常指出的，快乐手能让我们在看待生命各种层面的相互关系上，发展出一种觉察。以同样的方式来认识这十二条器官能量流，能协助我们深刻而具体地理解我们与生俱来的生物周期。每条能量流都会在一天当中特定的两小时内，接受最丰盛的能量补给。同样，相互关联的一组能量流也会在特定的季节，接受最丰盛的生命能量。有时，当某条器官能量流发生失调时，我们会体验到一些身体、心理或情绪上的症状，例如疲劳、思路不清，或引发某种特定的态度。然而，当我们知道某条器官能量流接收能量的最佳时辰时，便能更清楚地知晓某种失衡的肇因，以及该如何完全地使之恢复和谐。

最后，由于每个器官的能量流都源自某个特定的层次，因此只要通过握着一根特定的手指就能加以平衡。或者，如同我们即将看到的，要平衡一条特定的能量流，也可以通过跨接两个位于其路径沿线的安全能量锁来达成。

十二器官能量流

接下来要说明的是每条器官能量流的路径。其中有些能量流相当复杂，因此我们绘制了插图供大家参考。此外，每条能量流的描述都包括能量接收最丰沛的时辰和季节、导致失调的相关态度，以及有助于协调的手指和安全能量锁。当你阅读这些说明时，请记住每一种功能能量都是由一左一右的能量流组成的，它们彼此互为镜像。

还有，请注意针对某条能量路径其文字说明及其插图之间，偶尔会存在差异。尤其当我们沿着手臂追溯它们的路线时，这一点会特别明显。为了避免不必要的困扰，请记住这些图解是基于一个站立的身体，手臂伸展到头部上方，手掌朝前，拇指朝向身体的中线。

因此，往上或上升指的是能量从肩膀移往手指，下降指的则是能量从手指移往肩膀。

肺功能能量

从肺开始，人的一切念头和言行记录，都逐渐化为血液被送往各处播种。

从清晨四点开始，肺功能能量在胃部由肝功能能量产生（见图6.1）。

肺功能能量在胃部与消化过的食物汁液混合后，便将自己一分为二。两者当中较小的支流被送往大肠的外表面（没有画出来），较大的支流则循行横膈膜，再运行至肺部区域。

这条较大的能量支流会循行整个肺部并在气管处聚集，接着从此处流向肩胛骨外侧的凸出处（称为肩峰）。它从肩峰行经肩膀正面和手臂相连之处，然后移动至腋下并沿着手臂外侧前进。

沿着手臂正面移动后，肺能量流会前进至手肘外侧，从此处前行至手腕下方大约十二厘米的位置。能量从此处再度一分为二，较小的支流移往拇指的指甲内侧，在循行指甲之后包覆拇指；另一条较大的支流则前往食指的指甲内侧，并在此处转变成大肠功能能量（见图6.2）。

肺功能能量完成其循环模式需费时两小时。它的尖峰能量时段在清晨四点到六点之间。六点时，肺功能能量会转变成大肠功能能量。

肺能量流接受最多能量

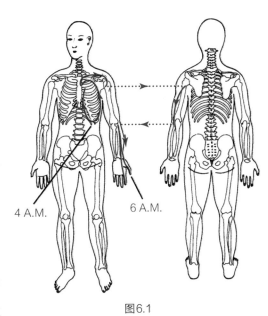

图6.1

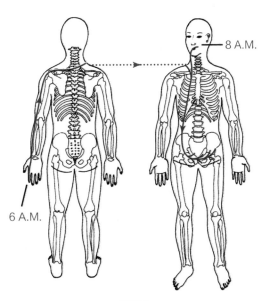

图6.2

的季节是秋季。

导致肺能量流发生失调的相关态度是**悲伤**。

平衡肺能量流

肺能量流源自第二层次。如同我们在第二章看到的（P20），跨接无名指可以平衡第二层次。要平衡和协调肺能量流，只要握着任一无名指即可。

以下是运用安全能量锁来平衡肺功能能量的"施作捷径"：

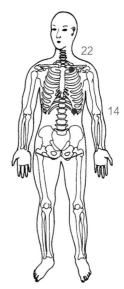

1.将你的左手放在位于胸腔正面底部左边的SEL14。同时，将你的右手放在位于左边锁骨下方的SEL22（见图6.3）。

2.将你的右手放在位于胸腔正面底部右边的SEL14。同时，将你的左手放在位于右边锁骨下方的SEL22。

图6.3

彼得是邮局员工，他因为气喘发作请假在家。他必须使用氧气瓶，既不能走路也无法开车。

在快乐手的首次疗程中接收肺能量流之后，他已经能在附近的街区走走。两周后他和家人去了沙漠，那是一趟沿着双车道绕山而行的至少二百四十公里长的旅程，而且全程都是由他驾驶！

大肠功能能量

心智头脑和肠子都需要被开启。

从食指开始，大肠功能能量沿着手臂背面往下流动（见P87图6.2）。它沿着肩膀正面移动，然后行经位于背部顶端的第一节胸椎。在此处，来自左、右两侧能量流的能量（请记住，它们分别位于身体两侧，彼此互为镜像）会彼此交会并短暂地混合。

与右侧能量流交会之后，左侧能量流会绕着颈部右侧移动，再下行至右胸。它从此处进入右乳，然后一分为二。

其中一部分循行右肺，接着下行至横膈膜，来到距离肚脐很近的一个点。能量在此处形成半圆，并在大肠的外侧区域消散。

第二部分从右乳上行至喉咙右侧，并进入右下的牙龈。它继续沿着脸部右侧循环，在鼻子与上唇之间行进。能量从此处流往左颊骨，然后在左颊骨转变成胃功能能量。

右侧能量流以完全相同的路径沿着身体的另一侧运行。左、右两侧的大肠能量流走完全程需费时两小时。能量流的尖峰时段发生在早上六点到八点。

大肠能量流接受最多能量的季节是秋季。

导致大肠能量流发生失调的相关态度是**悲伤**或**哀痛**。

平衡大肠能量流

由于大肠能量流源自第二层次，因此你不妨握着无名指，靠自己的力量来协调它。或者你也可以运用以下的"施作捷径"来帮助自己或他人协调大肠能量流：

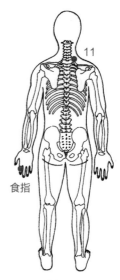

图6.4

1.将你的左手放在位于上背部右侧、颈部和肩膀交会处下方的SEL11，同时用你的右手握着自己或他人的左手食指（见图6.4）。

2.将你的右手放在位于上背部左侧、颈部和肩膀交会处下方的SEL11，同时用你的左手握着自己或他人的右手食指。

我在我女儿丹妮尔四五岁时，为她报了芭蕾舞课。她在打过蜡的健身房里奔跑，结果脸部朝下跌倒，她的乳牙撞上了坚硬的地板。一个小时后她回到家里放声大哭。她整个上嘴唇都肿了，而且还流血。这个外伤使牙齿被推进上方牙龈，而且可能会对门牙造成永久性的伤害。她的嘴唇内侧则被牙齿划出一道又大又深的伤口。我抱着她，用我的右手心盖住她的嘴唇，然后把左手放在右手上面。我没碰受伤的位置，因为那样太痛。等她说感觉伤口好一点了，我就唱歌分散她的注意力，再另外替那个位置做些跨接。后来嘴唇的肿胀消退，擦伤消失，连颜色也恢复正常了。

那天晚上我趁她睡觉时用了大肠能量流，因为它与下巴和牙龈有关。

第二天早上有人问我为什么没有带她马上看牙医，事关门牙恒齿最好立刻处理。事实上，当我到了牙医诊所时，医生还大感惊讶。他很好奇我们对血肿做了什么，怎么可以让伤口收得那么快。

看了 X 光片之后，他认为我们应该拔掉乳牙以防万一。他还提醒说，积在门牙恒齿那儿的血液会让门牙发黑。

可是我们一颗牙都没有拔。那几年我们持续使用大肠能量流，而现在，我十四岁的女儿拥有最洁白、美丽的门牙。

胃功能能量

胃功能是理性和智慧之象征。

早上八点，大肠功能能量在颊骨处转换成胃功能能量后，会开始往上流向眉心（见图6.5）。左、右两侧的能量流会在此处交会并分道扬镳。

左侧能量流持续流向右眼下方的区域，从此处沿着下颚轮廓下降，然后回到眉毛上方、左耳前面的一个位置。此时，能量转向眼睛并下降至左

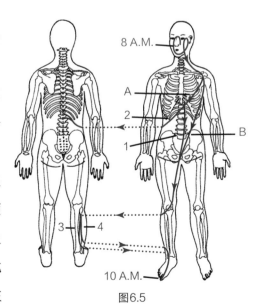

图6.5

侧肩峰（外侧肩胛骨）。能量流在此处一分为二，我们以 A 和 B 来称呼它们。

A 的部分往内流动并直接进入胃部，它在此处进一步分成 1、2 两个部分。1 的部分流进肚脐，并从肚脐横越至右大腿，再沿着大腿内侧向膝盖外侧运行，而且途中会和 B 能量流交会。左侧能量流中 2 的部分在离开胃部后会流经胆和右肾，最后进入第十二节胸椎并就此消散。（右侧能量流中 2 的部分则行经脾和左肾，然后在第十二节胸椎处消散。）

从肩峰往下运行时，左侧的 B 能量流会进入腹部，并在肚脐左边大约三厘米的位置流进腹股沟，与 1 混合。它从此处下降至右大腿内侧、膝盖上方约八厘米的位置，然后继续斜着穿过膝盖。在膝盖外侧，B 能量流又分成 3 和 4 两个部分。

3 的部分沿着右腿外侧下降至右脚第三趾。4 的部分下降至脚背顶端再一分为二，一部分运行至第二趾，另一部分则流进拇趾外侧，并在此处转变成脾功能能量。

除了支流 2 的路线以外，右侧的胃能量流也按类似路径沿着身体的另一侧运行。左、右两侧能量流的尖峰时段在上午八点到十点之间。上午十点时，胃功能能量会转变成脾功能能量。

胃能量流接受最多能量的季节是夏季最热的日子。

导致胃能量流发生失调的相关态度是**忧虑**。

平衡胃能量流

胃能量流源自第一层次。因此，要平衡胃能量流，你只要握着两手的拇指各几分钟即可。你也可以像下面这样开启 SEL21 和 SEL22：

1.将你的右手放在位于左颊骨下方的SEL21。同时，用你的左手跨接位于左锁骨下方的SEL22（见图6.6）。

2.将你的左手放在位于右颊骨下方的SEL21。同时，用你的右手跨接位于右锁骨下方的SEL22。

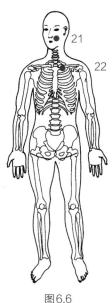

图6.6

我的长子麦特遭人袭击。警方逮到罪犯，麦特则被送往医院。X光片显示他下颚碎裂，当天下午就得动手术。麦特的第一个电话是打给我的，要我替他施作快乐手。我在上午十一点左右抵达医院，开始跨接了大约六个小时，我用的主要是胃能量流。与此同时，医生将手术延到第二天，因为她想和另一位医生再进行讨论。下午三点她来查看麦特，发现他情况好转。我在傍晚六点半起身回家。回到家时我发现了医生的一则留言，她说她又去看了麦特一次，然后就让他回家了，因为他不需要动手术了！多么棒的礼物啊！

脾功能能量

太阳能的进入之处。

上午十点，脾功能能量会从拇趾（它从此处开始接续胃功能能量）

上升至脚踝内侧，穿过脚跟，再沿着腿部内侧上行（见图6.7）。能量流从膝盖背面沿着腿部内侧上升至腹股沟，从此处横越腹部来到另一侧，再继续上升至第九根肋骨，而能量流则在此处分成A和B两个部分。

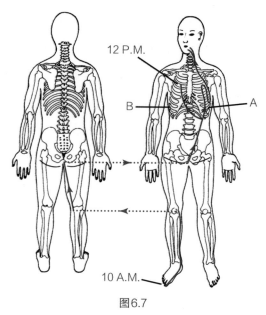

图6.7

A的部分上行至第三根肋骨，然后转往腋下再降至第七根肋骨。在第七根肋骨处，A朝外转往背部，并从此处开始上升至喉咙，接着行经喉咙来到舌根并就此消散。

与此同时，B的部分已经循行了胃的外表面，然后上升至胸部中央进入心脏，并在此处转变成心功能能量。

脾能量流的尖峰时段在上午十点到中午十二点之间。正午时分，脾功能能量会转变成心功能能量。和胃能量流一样，它接受最多能量的季节是夏季最热的日子。

导致脾能量流发生失调的相关态度是**忧虑**。

平衡脾能量流

脾能量流源自第一层次。要平衡脾能量流和第一层次，只要握着拇指即可。

要平衡脾能量流，建议采用以下的"施作捷径"：

1.将你的右手放在位于右脚踝骨和脚跟之间的SEL5，同时将你的左手放在尾椎上（见图6.8）。

2.将你的左手放在位于左脚踝骨和脚跟之间的SEL5，同时将你的右手放在尾椎上。

1980年，我和一位女性友人到墨西哥瓦哈卡旅行时，吃了一些不干净的食物或水。我病得不轻，觉得恶心，还发烧，且全身无力。我教朋友使用脾能量流为我治疗，因为我已虚弱到没办法自己施作。

第二天早上我的症状消失，而且已经准备好要继续上路。这确实让我见识到快乐手在紧急状况下有多么管用。一路上我们遇到过几个食物中毒的人，他们全都休养了三到六天。

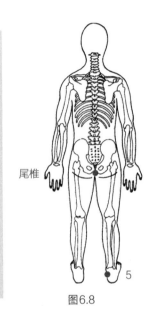

尾椎

5

图6.8

心功能能量

身体藏在心中，一如橡树藏在橡实里。

正午时分，脾功能能量在转变成心功能能量后，会分成A、B、C、D、E五条支流，它们都是从心脏的四个出口流出的（见图6.9）。

A的部分流经第三节胸椎，然后前往胸部。

B的部分经由腋下区域下降至背部，穿过第七节胸椎后，左侧心能量流的B流往右肾，右侧心能量流的B则流进左肾。

C的部分从心脏靠近下方的出口下降，

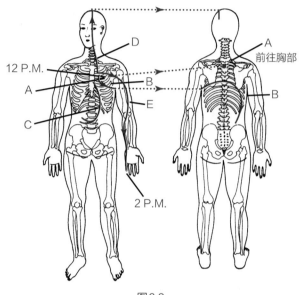

图6.9

经由横膈膜来到肚脐上方约三厘米的位置，从此处流进小肠。

D的部分从第三根前肋骨上升至喉咙，然后穿过眼睛进入大脑。

E的部分经由胸部往上运行。左侧能量流的E支流运行至左肺，右侧能量流的E支流则进入右肺。左、右两侧的E支流均在此处循行气管，然后分别沿着各自腋下继续前进。左侧的E支流从腋下运行至左臂，右侧的E支流则从腋下进入右臂。能量在此处各自沿着手臂的正面前进并经过手肘，直到抵达小指的指甲内侧为止。在此处心功能能量转变成小肠功能能量。

心能量流的每日尖峰时段是从正午时分到下午两点。心能量流接受最多能量的季节是夏季。

导致心能量流发生失调的相关态度是**伪装**（或**勉强**）。

平衡心能量流

心能量流源自第五层次。因此，你可以通过平衡第五层次来协调它。你也可以握着任一小指来协助心能量流。

要平衡心功能能量，建议采用以下容易上手的"施作捷径"：

1.将你的左手放在位于上背部左侧、颈部和肩膀交会处下方的SEL11，同时将你的右手放在位于左手腕外侧、与小指同侧的SEL17（见图6.10）。

2.将你的右手放在位于上背部右侧、颈部和肩膀交会处下方的SEL11，同时将你的左手放在位于右手腕外侧、与小指同侧的SEL17。

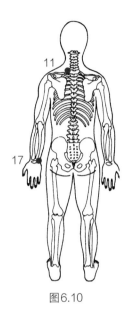

图6.10

今年二月我妈心脏病发作，我爸在我妈发作的一年前也病过一次。总之，她可能听过我教老爸握着小指。好吧，我妈对快乐手的认识差不多也就这样，可是在去医院的途中她全程握着小指，我们知道她的小指救了她一命。我嫂子是加护病房的护士长，医生告诉她，根据心电图显示我妈应该有过一次严重的心脏病发作，可是她没有！当晚我到医院为她跨接，第二天早、晚又各做了一次。第二天他们原本预期会在左心室发现大范围的堵塞，结果却只有一个小堵塞。哇哦！事实上，同样的情况也发生在我爸身上。在他接受压力测试以便了解心脏受损程度之前，我已为他做了三次跨接。医生说他真不敢相信，因为根本没有心脏病发作的迹象。不用说，我妈和我爸都热爱他们的小指，而且每天都握着它们。

小肠功能能量

启迪开示的工具。

下午两点，小肠功能能量会从小指的指甲内侧，下降至小指指甲外侧，然后经手肘外侧，一直到达肩膀背面（见图6.11）。

左、右侧的能量在背部顶端的第一节胸椎交会。左侧的小肠能量流从此处移往颈部右侧，往下经过右肩到达手臂关节的正面，再分成A和B两个部分。

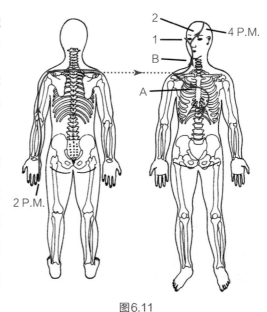

图6.11

A的部分流进乳房，然后斜着移往心脏。能量从此处流进胃部并就此消散。

B的部分上升进入右颊骨，并分成1和2两个部分：1的部分流经右眼下方并进入右耳；2的部分上升至前额，即左眉中央的上方，然后在下午四点时转变成膀胱功能能量。

　　右侧的能量流以完全相同的路径沿着身体的另一侧运行。

　　小肠功能能量的尖峰时段在下午两点到四点之间。小肠能量流接受最多能量的季节是夏季。

　　导致小肠能量流发生失调的相关态度是**伪装**（或**勉强**）。

平衡小肠能量流

　　小肠能量流源自第五层次。要平衡第五层次和小肠能量流，不妨跨接双手的小指，或采用以下的"施作捷径"：

　　1.将你的左手放在位于上背部左侧、颈部和肩膀交会处下方的SEL11，同时将你的右手放在位于胸腔正面右侧第三根肋骨处的SEL13（见图6.12）。

　　2.将你的右手放在位于上背部右侧、颈部和肩膀交会处下方的

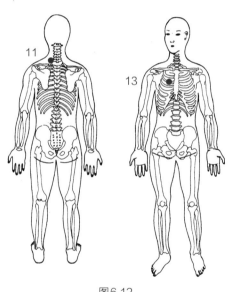

图6.12

SEL11，同时将你的左手放在位于胸腔正面左侧第三根肋骨处的SEL13。

　　我儿子沙夏今年十六岁，是儿童生日派对上的专业小丑。他在十到四十人面前进行三十分钟的魔术表演，然后替小孩子彩绘脸部，为

他们做动物造型的气球。

他从十四岁就开始做这行，总是会在派对前几天变得相当紧张。他是青少年，做的却是通常由成年人来做的工作，我相信这对他造成了额外的压力。

由于他会"预先紧张"[1]，就像玛丽所说的——在事件真实发生前就紧张兮兮，因此我专注在第五层次上，为他做了几次小肠能量流，然后就忘了这回事。但周日的派对过后，他说："哇噢！妈，这是我第一次没有在演出之前感觉紧张耶！真是太棒了。"

膀胱功能能量

带走我们的泪水和恐惧。

下午四点，膀胱功能能量会从前额斜升至头顶中央（见图6.13）。左、右两侧的膀胱能量流在此处短暂交会，随后继续各走各路，并同样一分为二：其中一个部分流进耳垂并就此消散，另一个部分则流进脑部。当它从脑部离开时，会再度分成A和B两个不同的部分。

A的部分沿着脊椎旁边大约两三厘米的地方下行至尾椎。它在此处流进膀胱，朝内部和上方移动，然后分成1和2两个部分。

1的部分上升至肾脏，再下降至膀胱，随后又再度上升（这部分

---

[1] 作者将pretense（伪装）一字拆解成pre-tense（预先、紧张）。

未在插图中显示）。

2的部分循着髋骨运行至尾椎旁边、直肠的后方。它从此处下降至膝盖背面，并与下面会提及的4的部分混合。

与此同时，在和A分开之后，B的部分则运行至肩膀背面，分成3和4两个部分。

3的部分沿着脊椎旁边大约四厘米的路线下降至坐骨。

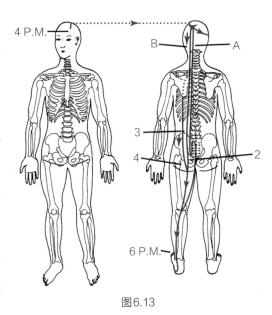

图6.13

4的部分也沿着脊椎旁边七八厘米的路径下降至坐骨，并在此处与3混合。4从坐骨下降至膝盖背面与2混合，然后继续沿着腿部外侧下降，最后经过脚踝来到小趾外侧。膀胱功能能量的4会在小趾转变成肾功能能量。

膀胱功能能量的尖峰时段在下午四点到六点之间；膀胱能量流会在冬季接受最多能量。

导致膀胱能量流发生失调的相关态度是**恐惧**（似是而非的错误证据）。

平衡膀胱能量流

膀胱能量流与第四层次有关，你可以握着双手的食指，或者用以下的"施作捷径"加以协调：

1.将你的左手放在位于颈部后方右侧、颅骨和肩膀中间的SEL12，同时用你的右手跨接位于右侧坐骨的SEL25（见图6.14）。

2.将你的右手放在位于颈部后方左侧、颅骨和肩膀中间的SEL12，同时用你的左手跨接位于左侧坐骨的SEL25。

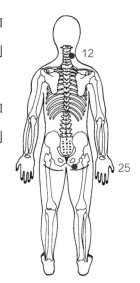

图6.14

有个认识的人打电话告诉我，说她终于说服了儿子和儿媳，带他们八个月大的儿子来见我。小孩因为泪管堵塞已经预约了手术时间。她知道他们只是在迁就她，但她拜托我一定要做点什么，因为她无法忍受看着这么小的婴儿动手术，而我当时不过是个初学者。

我焦虑地拿出课本，看看该用哪条能量流。在描述膀胱能量流的那一页，第一行就写着"泪管堵塞"。八个月大的好动的小婴儿是一大挑战，但我还是设法运用了膀胱能量流。做完第二次疗程后，那位妈妈打来电话说手术取消了，因为泪管已经打通了。

肾功能能量

个体发展蕴含的生命之根本。

下午六点，肾功能能量会从小趾外侧斜着穿过脚掌（见图6.15）。它行经脚跟内侧下方，再沿着腿部内侧上行，然后经由腹股沟内侧来到直肠。

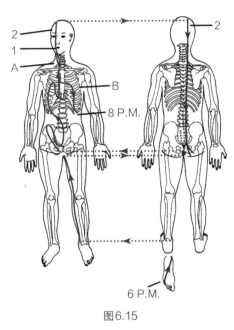

图6.15

能量流从直肠横越至尾椎的另一侧，接着从生殖器的背面运行至生殖器正面。能量沿着耻骨继续前进，移往下腹部再上升至肚脐，并在离开肚脐后往肾脏前进。左侧的肾能量流前往右肾，右侧的肾能量流则前往左肾。

肾能量流从肾脏下降至膀胱，然后上升至第八根肋骨并进入肝脏。行经肝脏后，它流进胃下口（幽门），接着上行至第四根肋骨再进入肺部，并在此处分成A和B两个部分。

A的部分经由喉咙上升至舌根，它在此处进一步分成1和2两个部分：1的部分在舌根消散；2的部分则沿着鼻侧上升至前额，再下降至后脑勺，然后沿着脊椎旁边大约一厘米的路径继续向下流动。最后，2的部分在腹股沟正面出现并就此消散。

B的部分从肺部移往第三根肋骨后进入心脏。能量经由心脏的下半部进入横膈膜，然后转变成横膈膜功能能量。

肾功能能量的尖峰时段是晚上六点到八点。它接受最多能量的季节是冬季。

导致肾能量流发生失调的相关态度是**恐惧**。

平衡肾能量流

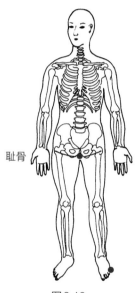

肾能量流源自第四层次。因此，跨接食指和平衡第四层次，有助于平衡肾能量流。

我们也可以直接用以下的"施作捷径"来协调肾能量流：

1.用你的右手握着左脚小趾，并将你的左手放在耻骨上（见图6.16）。

2.用你的左手握着右脚小趾，并将你的右手放在耻骨上。

耻骨

图6.16

　　我室友蓝迪的食道会周期性地紧缩。他小时候喝过腐蚀性溶液，虽然立刻就吐了出来，但溶液还是使他的食道缩小到只剩下小小的开口，他连阿司匹林都无法整片吞下而必须仔细嚼碎。蓝迪告诉我，他的食道大约每隔五年就会完全闭合。有一天这种情况又开始发生，但他不想去医院求助，因为打开食道的方法，就是朝通道"塞"进一根装满药物的软管。相反，他要求我为他施作快乐手。我使用了肾能量流，因为我在课本里读到，它的失调可能会导致"食道口产生肿胀"。

蓝迪接受快乐手治疗之后，去倒了一杯水喝，我们都因此松了一口气。他的食道不再有紧缩的感觉了！

横膈膜功能能量[1]

生命自身最初的源头。

晚上八点，横膈膜功能能量会流出横膈膜并进入心脏（见图6.17）。离开心脏后，它在第三根肋骨后方运行，然后分成A和B两个部分。

A的部分在下降并循行胃部之后，继续下降至肚脐下方大约三厘米的位置，然后逐渐往小肠消散。

B的部分从第三根肋骨来到乳房侧面，并从此处移往腋下，再沿着手臂正面上行。它循着从手肘外侧到手肘正面中央的路径前进后，继续运行至手掌心，并在此处分成1和2两个部分。

1的部分流往中指指尖，2的部分则流往无名指内侧，在指甲尖端循环后转变成肚脐功能能量。

横膈膜功能能量的尖峰时段是晚上八点到十点。由于横膈膜被包含

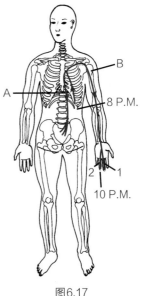

图6.17

---

[1]　横膈膜功能能量类似于中医理论中的"心包经"。

在第六层次（整体性）内，因此与它有关的季节是一年四季。

全然的沮丧与横膈膜能量流的失调有关。

平衡横膈膜能量流

横膈膜能量流源自第六层次。要协调第六层次和横膈膜能量流，不妨跨接手掌。以下的操作步骤也是平衡这条能量流的有效工具：

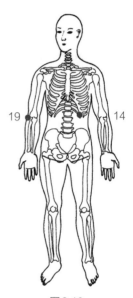

1. 将你的右手放在位于胸腔正面底部左侧的SEL14，把你的左手放在位于右手肘肘弯处、与拇指同侧的SEL19（见图6.18）。

2. 将你的左手放在位于胸腔正面底部右侧的SEL14，把你的右手放在位于左手肘肘弯处、与拇指同侧的SEL19。

图6.18

我和姐妹们出生在二十世纪四十年代麻州西部的先锋谷。我们的夏日夜晚，是在看着飞机俯冲烟田、喷洒DDT杀虫剂度过的。这款农药对身体有即时且长期的影响。其中一个长期影响是，我们正处在发育中的手臂和双腿会弯曲变形。我妈问家庭医生为什么小孩会出现畸形，克拉克医生说："山谷里的小孩都这样，这是环境因素。"

二十五岁左右，我在呼吸、吸收、排泄、免疫系统与视力等各方面都很弱。我变得亢奋、好动，而且在心理和情绪上都觉得被卡住。

1981年，我开始跟随玛丽学习快乐手。有了她熟练的指导，还有我逐渐增加的觉知与理解，我已经能运用跨接，并通过横膈膜和肚脐功能能量使我全身精力充沛了。它们能帮助我的第六层次，代表"运动的扩张原则"，而扭转身体所经历的收缩，正是我需要的。通过让横膈膜功能能量恢复活力，我注意到自己倾斜的眼睛变得端正，涨红的脸色变得明亮，加速的脉搏变得平缓，连呼吸都变得更加顺畅，而且所有的身体功能也都稳定了下来。

现在，当我被某件事情弄得心神不宁时，我就会握着手掌心，或者用横膈膜能量流的"施作捷径"来接收我所需要的能量，好让自己感觉重新回到平衡状态。（我们会在肚脐功能能量的结尾把这个故事讲完。）

肚脐功能能量[1]

所有器官的守护者。

晚上十点，在无名指的指甲外侧接管横膈膜功能能量后，肚脐功能能量会沿着手腕背面（见图6.19）行经手肘、手臂关节和肩膀来到正面第三根肋骨（两乳之间），并在此处分成A和B两个部分。

A的部分起初是在第三根软肋骨对侧的位置消散。接着它继续流经第五根肋骨，随后进入心脏。左侧能量流的A从心脏行经胰脏再进入胃部。右侧能量流的A则将能量传送至胆囊，然后也进入胃部。

B的部分（左、右两侧都是）上升至肩膀，并行经颈部肌肉和第一节胸

---

[1] 肚脐功能能量类似于中医理论中的"三焦经"。

椎，然后来到距离对侧耳朵大约
五厘米的位置。B在耳朵处分成
1和2两个部分。

1的部分从耳朵背面斜着运
行至头部，然后在眉毛内侧边
缘出现，接着又横跨至眼睛外
侧边缘并进入枕骨。左、右两
侧的能量流随后在此处混合。

与此同时，2的部分从耳朵
背面流进耳朵，再往外朝下眼
睑的中央前进。在这里，肚脐
功能能量中2的部分转变成胆
功能能量。

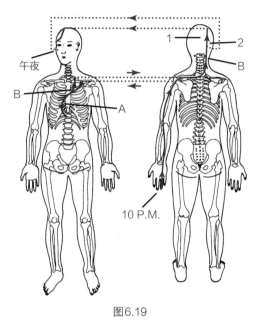

图6.19

肚脐功能能量的尖峰时段在晚上十点到午夜十二点之间。与它相关
的季节是一年四季。

和横膈膜能量流一样，肚脐能量流的失调可能与**全然的沮丧**相关。

平衡肚脐能量流

肚脐能量流源自第六层次，因此可以通过跨接手掌来加以协调。它
的施作捷径是SEL19和SEL20。

1.将你的左手放在位于额头上半部、右边眉毛上方的SEL20，同时用
你的右手跨接位于左手肘肘弯处、与拇指同侧的SEL19（见图6.20）。

2.将你的右手放在位于额头上半部、左边眉毛上方的SEL20，同时用

你的左手跨接位于右手肘肘弯处、与拇指同侧的SEL19。

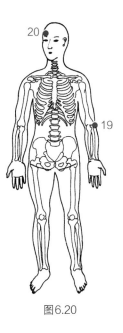

图6.20

（接之前关于横膈膜功能能量的案例）通过让肚脐功能能量充沛，我经历过的所有虚弱都改善了，有许多还消失无踪。肚脐功能能量确实能让我的身体恢复条理。我很欣赏我笔直的四肢和脊椎，以及获得改善的吸收能力、体力、视力、病毒抵抗力，还有平静。

我从四十五岁开始经历经期的转变。身体掌管内部物质顺畅流动的能力，也就是肚脐能量流的功能，在每个月都面临考验。当我有头痛、脖子紧绷、耳鸣、夜间盗汗或腹胀之类的症状时，我就会运用肚脐功能能量，然后看着症状消失。

胆功能能量

是客观思考的主要部分，掌管人们的个人抉择与心智反应。

胆功能能量在下眼睑中央出现后，会迅速分成A和B两个部分（见图6.21）。

A的部分循行颊骨，再上升至距离眉毛外侧边缘半厘米的地方。此时，能量沿着耳朵背面朝耳垂绕出一个半圆形，接着转向后脑勺，以另一个半圆形的路径上升至额头。抵达额头后，能量流又立刻以半圆形的路径往后脑勺行进，并在此处分成1和2两个部分。

　　1的部分流往肩峰（肩膀和手臂关节的正面）。2的部分从位于背部顶端的第一节胸椎，斜着流向肩关节的背面。2从肩关节下降至肩峰的凹陷处，接着继续进入胸部，在此

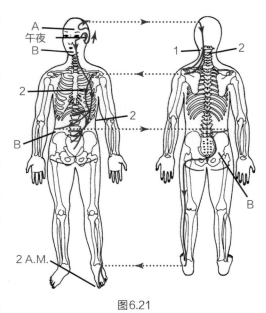

图6.21

处与胆功能能量的B部分交会后，又下降至第七根软肋骨。2在第七根肋骨处再次与B短暂地混合，然后分成两条支流。这两条支流之一流进胃部，另一条则流进肚脐并就此消散。

　　与此同时，B的部分已经从颊骨下降至肩膀正面，在行经第四根肋骨的正面后，来到第七根软肋骨，并在此处与A能量流的2的部分混合。

　　请记住，胆能量流的所有支流都各有两组，它们在身体的左、右两侧互为镜像。然而，B支流左、右两侧的路径却流经不同的器官。左侧的B支流行经肝、胆，然后移往第四节腰椎；右侧的B支流则行经脾、胰，并往第四节腰椎前进。左、右两侧的B支流从第四节腰椎继续进入腹腔。离开腹腔后，两条能量流循行骨盆，然后在直肠的两侧出现。每条能量流各自沿着对侧的臀部和腿部外侧下降，进入脚踝外侧后又分成两个部分。一个部分沿着脚背流向第四趾，另一个部分则斜着跨过脚背来到拇

趾的趾甲，并在此处转变成肝功能能量。

胆功能能量的尖峰时段在午夜十二点到凌晨两点之间。它接受最多能量的季节是春季。

导致胆能量流发生失调的相关态度是**愤怒**。

平衡胆能量流

第三层次创造了胆能量流。因此，胆能量流能通过跨接中指来加以协调。

我们也可以运用以下的"施作捷径"：

1.将你的左手放在位于颈部后方左侧、颅骨和肩膀中间的SEL12，同时用你的右手跨接位于额头上半部右侧、眉毛上方的SEL20（见图6.22）。

2.将你的右手放在位于颈部后方右侧、颅骨和肩膀中间的SEL12，同时用你的左手跨接位于额头上半部左侧、眉毛上方的SEL20。

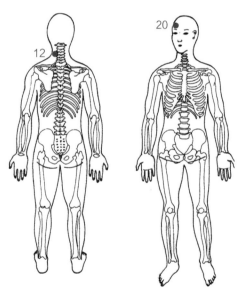

图6.22

　　一位洛杉矶的学校老师预定第二天要去欧洲，可是她有严重的偏头痛，认为自己不可能成行。她和朋友在电话中聊到这件事，对方说"你需要快乐手的疗程"，然后给了她我的号码。她打电话给我，我说："我们在办公室见。"她痛到没办法开车，所以由她妈妈开车送她过来。她真的很不舒服。

我记得玛丽说过，胆能量流对排除偏头痛非常有效，因此我就加以使用。做完胆能量流之后，她说："我几乎不痛了！以前从没发生过这种事！"疗程结束时，她心平气和又欣喜若狂。"我简直不敢相信，"她说，"现在我可以去欧洲了。"回来以后，她开始学习快乐手，现在她是一名疗愈师。

肝功能能量

使灵魂与身体相连结。

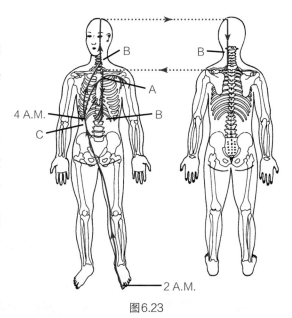

凌晨两点，肝功能能量会经由脚踝内侧，从拇趾的趾甲内侧上升至腿部，再经过腹股沟进入耻骨区域（见图6.23）。左侧能量流往上流经腹腔和胃部右侧，接着进入胆囊。右侧能量流则上升至腹腔和胃部左侧，并进入胰脏。

接着，左、右两侧的

图6.23

能量流行经横膈膜，并分成A、B、C三个部分。A的部分往上升，随后横越至身体正面第一根肋骨和腋下区域，然后就此消散并流进肋膜。B的部分横越至喉咙另一侧，随后上升至眼睛后方。它穿过大脑往上运行，再沿着后脑勺往下进入食道，最后在胃部外侧消散。C的部分流进肺部，转变成肺功能能量，并就此完成二十四小时前开始的整个循环。

　　肝功能能量的尖峰时段在凌晨两点到凌晨四点之间。它接受最多能量的季节是春季。

　　导致肝能量流发生失调的相关态度是**愤怒**。

平衡肝能量流

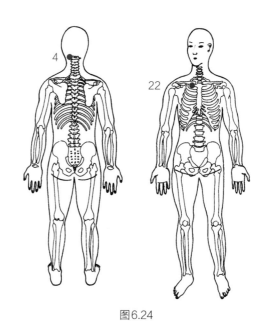

　　你可以握着其中一根中指来平衡第三层次，它会反过来平衡肝能量流。或者，你也可以直接用以下这个简单的"施作捷径"来活化肝能量流本身：

　　1.把你的左手放在位于颅骨底部左侧的SEL4，同时把右手放在位于右边锁骨下方的SEL22（见图6.24）。

图6.24

　　2.把你的右手放在位于颅骨底部右侧的SEL4，同时把左手放在位于左边锁骨下方的SEL22。

在担任居家看护期间，有一天我除了照顾自己的病人之外，还得帮另一名正在休假的护士的忙，被派去一个名叫提摩西的男士家里，他因为罹患肝癌而行将就木。这位年长的爱尔兰绅士躺在沙发上，看起来苍白、消瘦、痛苦不堪又腹胀如鼓，在休息的状态下仍显得上气不接下气。

提摩西说，他女儿周日（再过三四天）要结婚，他很担心自己无法陪她走完红地毯，因为他连从沙发到大门的几米都走不了。我问他有没有兴趣体验一种我熟悉的能量调和的方法，看看效果如何。他同意了。于是接下来的三四天，我迅速做完例行性的护理工作，然后开始为他进行能量调理。我用的是肝功能能量。提摩西的体力每天都有进步，他的症状也有部分得到缓解。婚礼就在第二天举行，我向他道别并祝他一切顺利。

第二周的周四我接到他妻子打来的电话。她说丈夫不仅陪女儿走完了红地毯，还在婚宴上与她共舞。几天后他就过世了。提摩西在死前告诉妻子："告诉佩蒂，因为她和快乐手，向她说声谢谢。"当然，我很惊讶也深深感谢他和家人。对我而言，我不只参与了这位男士的旅程，我还相信这次经验也是让我继续从事居家看护工作的原因。

总而言之，这十二条器官能量流组成了一个惊人的全方位网络，一天二十四小时滋养我们身体的每个区域。当我们越持续对构成这个网络的能量路线提高觉察，就越能了解自己不仅是由环环相扣的各区域组成

的集合体，而且还是壮丽辉煌又合而为一的整体。再者，我们越是理解
存在于不同的能量流、安全能量锁和层次之间的种种关系，我们在应对
未知的恐惧时就越能"免疫"，这种恐惧是指当我们面对"吓人的大标
签"时通常都会感受到的恐惧。例如，它使我们了解到，一个重大的肺
部改善计划，面对的并不一定就是一个受损到无法修复的肺。我们反而
可以重新察觉到，也许是因为在滋养肺部的各能量流沿线有一处能量
中断，虽然严重但是是可以修正的。

　　当然，如果我们忠实地操作本章所介绍的手势和"施作捷径"练习，
可能永远都不必处理许多"大到吓人的标签"。通过平衡无所不包的各个
层次，我们已经很熟悉那些能协助我们维持整体幸福感的手势了。现在，
我们还有这十二个可以任意运用的"施作捷径"，能直接跨接位于某条特
定器官能量流沿线的安全能量锁。运用这些安全能量锁，我们就能跨接
任何可能卡在能量流沿线某个位置的能量。（请注意，这些用来平衡十二
条能量流的"施作捷径"，是快乐手练习的精简版本。这些练习通常涉及
跨接能量流沿线的多个安全能量锁。但更详细的介绍超出了本书的范围。
我们鼓励任何有兴趣进一步学习的人，去上经过授权的快乐手课程。）

　　下一章，我们将介绍三种非常特殊和强大的练习，它对活化我们的
脾、胃和膀胱能量流特别有帮助。而且，它们对维持整体幸福感和迅速
增加体力也很有效。因此，它们往往被称为通用的"日常操作"步骤，
我们建议大家每天都做。

第七章
日常操作步骤

这几个日常操作步骤是全面性的，因为它们能彻底清理身体的正面和背面。

十二条器官能量流、层次、三一能量流和安全能量锁，是构成快乐手这门疗愈艺术的核心概念。在初步接触这些概念后，学员多半会感到惊愕，因为它们之间的微妙互动，似乎以无数种方式影响着人们身、心、灵的所有层面。但在开始认识这些概念时，许多人却发现自己有些不知所措。如果我们试图以旧有的、熟悉的方式去理解尚不熟悉的理念，新的认知往往会引发困惑。玛丽在课堂上经常用"困惑就是进步"来提醒新的学员。

同样，我们当中有许多人过着忙碌的生活，要在行程满满当当的时间表上纳入这些新的概念和练习，可能会让人对它的可行性感到怀疑。本章即将说明的日常操作步骤，可对这一困境提供实际、有效的解决方案。它们不只简单易学，在消除因为繁忙生活而日积月累的"脏物、粉尘和油污"方面也很有帮助。基于这个理由，它们通常被称为"清洁工"。

这三个"清洁工"负责清理体内不同的能量区块。这些区块分别是"前上升能量"、"前下降能量"和"后下降能量"。持续活化这三者，对处理人们在现代生活中经常面临的各种压力特别有效。再者，把这三种操作步骤用在自己身上，可能和用在别人身上一样容易，因此它们特别适用于自助用途。基于这些理由，我非常建议大家每天操作。

在应用这些操作步骤时，不妨按照到目前为止你一直遵循的相同程序。只要把手放在各个部位几分钟即可，或者直到你能感觉到一股脉动或感受到深度、全然的放松为止，便继续进行下个步骤。一开始你可能很难感受到脉动变化的节奏，可是通过练习，你会发现自己会对它变得越来越敏感。

如果时间允许，请将这些操作步骤运用在身体的左、右两侧，或者只跨接身体较紧绷的那一侧，没有任何硬性规定。把操作步骤调整成自己觉得最方便、最舒服的做法也无妨。比如，如果某个步骤让你觉得特别有活力，就可以经常施作，把它当成你恢复元气的"专属练习"。最后，请记得每个安全能量锁都有半径八厘米左右的有效范围，所以不必过于担心精准度。身体的智慧知道如何运用经由层次、能量流和安全能量锁所输送的能量。接近操作步骤中描述的位置，就足以通过适当的安全能量锁发送出丰沛的生命能量流了。

前上升能量操作步骤

这个特定的操作步骤能让脾功能能量恢复活力。在快乐手里，脾往往被视为身体的"太阳能"来源，所以当你觉得筋疲力尽或过于劳累时，这个操作步骤能带来能量方面的大幅提升。由于脾能量流在和谐的状态下能减轻忧虑，因此也有助于安定神经。除此之外，它还能增强消化功能。

身体右侧的做法如下（见图7.1）：

1.将你的左手（手掌或手背皆可，看怎样较为舒服）放在脊柱底部（尾椎）。

2.将你的右手放在位于右边踝骨内侧和脚跟之间的右SEL5。（如果这个姿势不舒服，就把右手的手指放在右边的膝盖内侧或耻骨上。）

3.将你的右手移往位于左侧胸腔底部中央的左SEL14。

4.将你的左手移往位于右侧锁骨下方第三根肋骨中央、刚好在右乳上方的右SEL13。

5.将你的左手移往位于左侧锁骨中央的左SEL22。

身体左侧的做法如下（见图7.2），它的操作步骤与右侧相反：

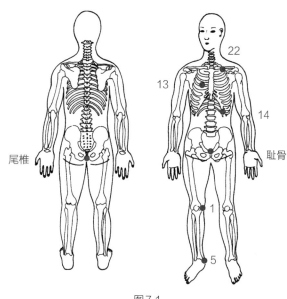

图7.1

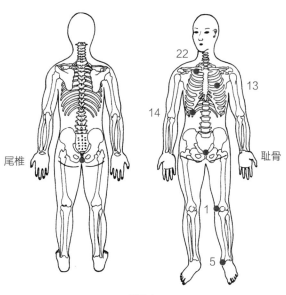

图7.2

1.将你的右手（手掌或手背皆可，看怎样较为舒服）放在脊柱底部（尾椎）。

2.将你的左手放在位于左边踝骨内侧和脚跟之间的左SEL5。（如果这个姿势不舒服，就把左手的手指放在左边的膝盖内侧或耻骨上。）

3.将你的左手移往位于右侧胸腔底部中央的右SEL14。（右手掌仍置于尾椎上。）

4.将你的右手移往位于左侧锁骨下方第三根肋骨中央、刚好在左乳上方的左SEL13。

5.将你的右手移往位于右侧锁骨中央的右SEL22。

> 我向来好吃甜食，所以有时会发现自己吃掉的糖远超过对我有益的分量。事后我通常不是紧张兮兮就是连动都不想动。几年前，我在朋友的推荐下去上了快乐手的自助课程，在那儿学到了前上升能量操作步骤。我狂吃甜食后立刻想起这个操作步骤，而且马上开始用在自己身上。片刻我就觉得心平气和而且没那么累了。从那时起，我就每天运用这个操作步骤。我不但觉得更有体力，对甜食的渴望似乎也降低了。

前下降能量操作步骤

接下来的操作步骤能恢复身体正面从头到脚的活力。它会直接影响胃功能能量，因此和前一个操作步骤一样，有助于缓解忧虑和心理压力，

对清理任何发生在腰部以上
的堵塞也很有效，例如腹
胀。所以，它对任何有关体
重的改善计划都很有帮助。

请记住，你可以跳过任
何做起来不舒服的步骤，只
要继续进行让你不必费力的
下一步即可。

身体右侧的做法如下
（见图7.3）：

1.将你的左手手指放
在位于右侧颊骨底部的右

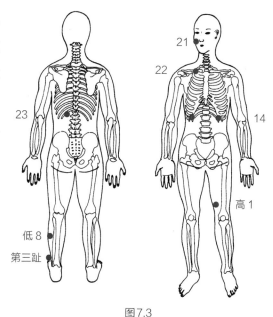

图7.3

SEL21。在后续步骤中，左手要一直放在此处。

2.将你的右手手指放在位于右侧锁骨中央的右 SEL22。

3.将你的右手手指移往位于左侧胸腔底部中央的左SEL14。

4.将你的右手手指移往位于腰背部的左SEL23。

5.将你的右手手指移往位于右侧胸腔底部中央的右SEL14。

6.将你的右手手指移往位于左边大腿内侧、膝上约八厘米的左SEL高1。

7.将你的右手手指移往位于左小腿、大约在膝盖外侧和脚踝中间，紧挨着左胫骨的SEL低8。

8.将你的右手手指移往左脚第三趾，并以手指和拇指握着第三趾。

注意：你的左手手指在整个操作过程中要一直放在右侧颊骨底部，移动的只有你的右手手指而已。

身体左侧的操作步骤与右侧相反。当时间允许时，可以左、右两侧都做。但如果时间不允许，只要跨接身体较紧绷的那一侧就好。其做法如下（见图7.4）：

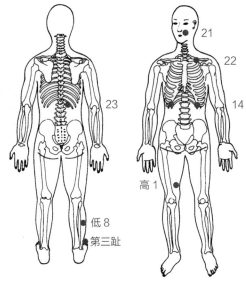

图7.4

1.将你的右手手指放在位于左侧颊骨底部的左SEL21。

2.将你的左手手指放在位于左侧锁骨中央的左SEL22。

3.将你的左手手指移往位于右侧胸腔底部中央的右SEL14。

4.将你的左手手指移往位于腰背部的右SEL23。

5.将你的左手手指移往位于左侧胸腔底部中央的左SEL14。

6.将你的左手手指移往位于右边大腿内侧、膝上约八厘米的右SEL高1。

7.将你的左手手指移往位于右小腿、大约在膝盖外侧和脚踝中间，紧挨着右胫骨的SEL低8。

8.将你的左手手指移往右脚第三趾，并以手指和拇指握着第三趾。

在接触快乐手之前，我对不时发作的消化不良束手无策，因为我对某些食物和防腐剂过敏。虽然我为了应付这个问题而试过各种处方药物，可是它们都有我不想要的副作用。

1979年，有一次我的消化不良发作时好友刚好在我身边。我觉得胸口像是被橡皮筋紧紧缠住，有点呼吸困难。过去的经验告诉我，这些症状跟胃有关，而且接下来的几个小时我可能会很不舒服，还会恶心得想吐。

幸运的是，我朋友是一位快乐手疗愈师。她马上开始为我治疗。想象一下，当所有的症状都在半小时内消失时，我是多么惊讶和开心！我不相信效果能持续，于是问朋友有没有可能重复获得同样的结果。她说可以，我甚至也有能力治疗自己。

她继续教我一套能用来帮助胃部的动作，叫作"前下降能量操作步骤"。过去十五年来，我每天都用这个操作步骤。它已经救过我很多次了。

后下降能量操作步骤

这个操作步骤能影响膀胱功能能量，因此，它对促进身体的排泄过程相当有用。它是清除头痛和背部压力的强大工具，对肌肉和腿部的不适也很有效。

身体右侧的做法如下（见图7.5）：

1.将你的左手手指放在位于颈部右侧、介于耳朵和脊椎之间的右SEL12。

2.将你的右手（手掌或手背皆可）放在脊柱底部的尾椎上。

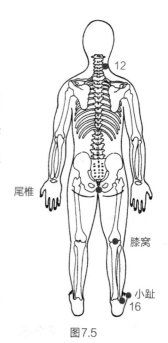

图7.5

3.将你的右手手指移往右膝后方中央（即膝窝中央）。

4.将你的右手手指移往位于右脚踝外侧、右踝骨下方的右SEL16。

5.将你的右手手指移往右脚小趾，并以拇指和手指握着小趾。

身体左侧的操作步骤与右侧相反，做法如下（见图7.6）：

1.将你的右手手指放在位于颈部左侧、介于耳朵和脊椎之间的左SEL12。

2.将你的左手（手掌或手背皆可）放在脊柱底部的尾椎上。

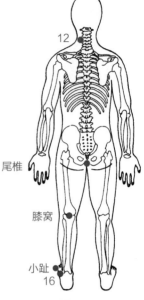

图7.6

3.将你的左手手指移往左膝后方中央（即膝窝中央）。

4.将你的左手手指移往位于左脚踝外侧、左踝骨下方的左SEL16。

5.将你的左手手指移往左脚小趾，并以拇指和手指握着小趾。

我体验过一路痛到右腿的坐骨神经痛。从我怀孕七个月开始，这种疼痛不曾间断地持续了将近两年。不舒服的感觉一直都在，有时我痛到整晚睡不着，其他时候则是隐隐作痛。

在初次接受快乐手的治疗后，那位疗愈师给了我一份说明，要我每天做两次膀胱能量流的自助步骤（也就是"后下降能量操作步骤"）。我遵照她的指示，每天早晚各练习十五分钟。第五天结束时，我的不舒服一扫而空，而且确实感觉更平静、更乐观了。

接下来的六七年，我没再痛过半分。过去几年，有好几次我只要有一丝疼痛的迹象就会想起坐骨神经的路径，而且只要操作一两次膀胱能量流的自助步骤，就能立刻将疼痛排除。

上述操作步骤在快乐手的全套招式中属于最强大的自助工具。对生活特别繁忙的人而言，这三种日常操作步骤再怎么强调都不为过。任何选择把它们当成日常惯例的人，都能得到即时、持久的好处。只要每天花几分钟加以应用，我们就能让一直承受庞大压力的部位恢复活力并得到滋养。

第八章
用手指和脚趾缓解各种状况

我们始终拥有和宇宙协调一致所需的一切，即我们的手指和脚趾。知道这一点令人欣慰，我们永远不必担心自己会忘记，或者一时之间找不到它们。

如同我们在第一章所看到的，当村井次郎被宣告无可救药时，他避居到家族的山顶小屋里断食、静心，还施作各种被称为"手印"的手指姿势。村井施作手印的经验，使他拥有后来重新发现快乐手的洞察力。在某种意义上，我们在前面七章学到的一切，都可以追溯到那些简单的手指姿势。当我们花时间去学习和练习这些手印时，我们不只是借由这门艺术的根源来重新认识自己，也认识了用来恢复健康和平静的强大工具。

稍早曾提及，我们的十根手指各自管控体内的一万四千四百种功能。村井发现，用各种方式弯曲、伸展和紧握十根手指，可以创造出多达六百八十种不同的手印。不难想象，认识这些不同的手印，能让我们将能量送往全身上下的任何部位。村井也相信，结合左、右两手的简单动作能带来身、心之间的和谐。因此，手印最终将赋予我们应对各种心理和情绪问题的能力，包括身体出现的那些令人担忧的状况。

接下来要介绍的是八种特别强大的手印，这些手印可以帮助我们处理各种与失调有关的起因和状况。

手势一：吐出重担和阻碍

用右手拇指轻轻按着左手中指的手掌侧。将右手的其余手指放在左手中指的背面（见图8.1）。

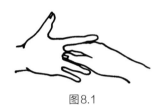

图8.1

请以同样的方式施作于右手中指。

这个手势有助于缓解全身从头到脚的紧绷和压力。它能协助我们吐气，清空体内有害的淤滞并清除堵塞能量的肇因。

此外，每当你发现自己因为以下任何一种状况苦恼时，不妨运用这个手印：

> • 我看不太清楚。
>
> • 我吐气不顺。
>
> • 我感到挫败。
>
> • 我总是很累。
>
> • 我犹豫不决，老是拖拖拉拉。

手势二：吸入丰盛

用右手拇指轻轻按着左手中指的背面，将右手的其余手指放在左手中指的手掌面（见图8.2）。

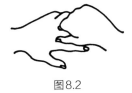

图8.2

请将这个步骤反向施作于右手中指。

这个手势能让我们更容易吸入"生命的气息"，也就是丰盛的源头。它可以用来缓解下列心理或身体的状况：

- 我无法进行深呼吸。
- 我的听力越来越差。
- 我的脚让我感觉不舒服。
- 我不像以往那么警觉。
- 我的眼睛让我相当困扰。

手势三：使人平静并恢复元气

用右手拇指按着左手小指和无名指的手掌侧，将右手的其余手指放在左手小指和无名指的背面（见图8.3）。

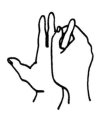

图8.3

请将它反向施作于右手。

这个手势有助于镇定身体、释放神经的紧张和压力，并使所有的器官功能恢复活力。每当你感受到以下任何一种心理状态或身体症状时，它都能派上用场：

- 我太紧张了。
- 我担心我的心脏。
- 我走了太多路时会上气不接下气。
- 我老是"勉强"要做些什么。
- 我很沮丧，没什么能开心的事。

手势四：释放一般性的日常疲劳

用右手拇指按着左手拇指、食指和中指的背面，将右手的其余手指放在左手拇指、食指和中指的手掌侧（见图8.4）。

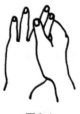

图8.4

请将它反向施作于右手拇指、食指和中指。

这个手势有助于释放在日常生活中累积的疲劳、紧张和压力。它能协助释放忧虑、恐惧和愤怒，也可以用来缓和以下任何一种心理或身体困境：

- 我觉得好累。

- 我对健康、财富、幸福等一切感到不安。

- 我开始觉得自己老了，而且看上去有老态。

- 我毫无来由地发火和生气。

- 我对什么事情都杞人忧天。

手势五：全面恢复元气

将右手的中指和拇指圈起来，把手掌侧的拇指放在中指的指甲上。接着，将左手拇指滑进右手拇指和中指的接合处（见图8.5）。

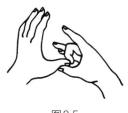

图8.5

请反向施作于右手。

这个手印能协助恢复身体所有功能的活力，并消除那些造成日常疲劳的堵塞。它也有助于克服以下任何一种状况：

- 我总是觉得心神不宁。

- 我似乎没什么问题，但我老是觉得累。

- 我的气色很糟。

- 我喜怒无常，但是我无法自我控制。

- 我对甜食有无法控制的渴望。

手势六：自在地呼吸

用右手拇指的指腹碰触无名指的指甲，并持续几分钟（见图8.6）。

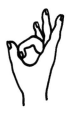

图8.6

请反向施作于左手拇指和无名指。

这个手势能强化呼吸功能，而且有助于平衡所有与耳朵相关的改善计划。在步行、慢跑、跑步或运动时，这个手势能帮助我们更自在地呼吸。在高海拔地区飞行或驾驶时，它也能派上用场。每当有以下任何一种身体或情绪状况占上风时，不妨采用这个手势：

- 我的皮肤状况很糟。

- 我觉得被排挤、没人爱，而且很容易掉眼泪。

- 我笨手笨脚，实在很不灵活。

- 我失去了所有理智。

- 我的耳朵让我困扰。

手势七和八能帮助我们为全身带来和谐。

手势七：吐出脏物、粉尘和油污

双手交握，左、右手中指的手掌侧互碰（见图8.7）。

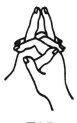

图8.7

这个手势有助于释放日常来自头部、肺部、消化功能、腹部和腿部的紧张和压力。它也能强化吐气的能力，并消除任何累积的脏物、粉尘和油污。

手势八：吸入纯净的生命气息

左、右手中指的指甲互碰（见图8.8）。

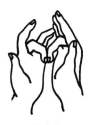

图8.8

这个手势有助于舒缓背部紧绷，并促进整体的幸福感。它也能强化我们吸气和接收纯净的生命气息的能力。

除了这些手印，手和脚也能并用来处理影响身、心、灵的各种失调。下面要探讨的就是这些有关手脚并用的操作步骤。

手、脚之间的连结

最显而易见的是手和脚从掌根到脚跟、从拇指到拇趾，在形状上都有惊人的相似性。传统疗愈者将这些相似性视为能量模式相对应的结果。因此，他们长久以来一直认为手和脚在能量上是连结的。

经过多年的实验和研究，村井次郎观察到，手指和脚趾的上三分之一节对应的是身体的上半部，包括心理和情绪功能、大脑以及胸部。他提到，这同一组指（趾）节也和大腿相对应。当跨接手指和脚趾的首段关节时，任何心理或情绪压力以及胸部和大腿的紧绷，都能够获得缓解。

手指和脚趾的中段关节对应的是脸部、消化功能、腹部和小腿。跨接这些中段关节有助于疏通上述部位的任何堵塞。最后，手指和脚趾的下段关节对应的则是颈部、骨盆、足部以及整个身体。当我们跨接下段关节时，能量会被引导至这些部位。

村井次郎也在这三组指（趾）关节和手掌与脚掌之间看见了类似的关系。手指和脚趾的上三分之一节对应的是上半截的手掌和脚掌。同样，手指和脚趾的中段对应的是手掌心和脚掌心。而手指和脚趾的下段，则与掌根和脚跟相对应。

快乐手也指出，在对侧的手指和脚趾之间也有类似的关系。如果你把一只手放在对侧的脚上，这些关系会变得更加明显。你可以借此看出拇指如何与小趾对齐，而食指又是如何与第四趾对齐，等等。

以下是利用手和脚之间的关系，来协助恢复健康与和谐的自助操作步骤。

手掌和脚掌：活化全身

手掌心和脚掌心与生命能量的源头，即正中能量流有关。因此，这股滋养全身细胞的能量可以用手掌和脚掌来加以协调。人们往往会无意识地握紧双手，好让自己重获新生，并从精疲力竭的状态中恢复活力。握紧双手表示有许多的紧张和压力，而张开手掌则令人联想到更放松的生命状态。

以下两个操作步骤可以用来减轻疲惫、精神错乱、眼睛疲劳和腹部绞痛。它们对脚部循环也很有帮助。

手掌

双手的手掌交叠，让你的右手指尖碰触左手手掌，让你的左手指尖碰触右手手掌（见图8.9）。

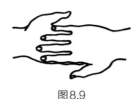

图8.9

脚掌

用你的左手握着左脚，让指尖碰触脚掌心，拇指则握着脚背（见图8.10）。你可以一次跨接一只脚，也可以同时跨接双脚。

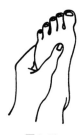

图8.10

对侧的手指和脚趾

拇指和小趾

"需要关注"的拇指和小趾，在跨接时往往是最敏感的。因此，它们经常需要我们最能恢复活力、最充满关爱的照顾。

快乐手将拇指视为"游行领队"。如果拇指的能量节奏紊乱，那么所有的跟随者都会乱了步伐。

拇指能消除一般性的日常疲劳，并提升健康的消化功能。我们可以跨接任一拇指来消除头部、肩膀和肺部的紧张不适。

小趾能协调所有形式的肌肉痉挛，而且有助于清除头痛。它们还能释放恐惧、不安、不确定、嫉妒、复仇心和固执。

　　跨接小趾可以释放背部的紧绷，促进有益于健康的吸收、排泄和更强大的生殖功能（见图8.11）。小趾也能强化肾脏和膀胱功能。

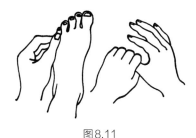

图8.11

　　和手印一样，这些手指和脚趾的操作步骤，可以用来减轻与身体状况有关的心理压力。每当你发现自己有以下任何一种状况时，不妨利用这个"拇指和小趾"的操作步骤：

- 我失去了平衡。
- 我呼吸困难。
- 我心律不齐。
- 我发烧了。
- 我的消化系统失去了平衡。
- 我觉得紧张。
- 我肌肉痉挛。
- 我很容易累。
- 我很爱杞人忧天。
- 我没安全感又缺乏自信。
- 我好像瘦不下来。
- 我肚子胀胀的。

食指和第四趾

跨接食指可以影响活化骨骼和骨髓的功能（见图8.12）。跨接食指也能帮助婴儿消除长牙与流口水等口腔不适、促进牙齿和牙龈的康复、避免头发变白和稀疏，并促进全身上下的健康循环。

握着食指和第四趾有助于减轻恐惧和沮丧，对引起腹胀、体液滞留和胀气的堵塞，也能有效加以释放。

单单跨接第四趾，可以恢复肝、胆、脾、胰和横膈膜的功能，还能用来强化背部和呼吸系统。

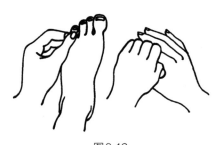

图8.12

每当你发现自己有以下想法时，不妨握着食指和第四趾：

- 我很不安，而且很害怕。
- 我觉得自己很负面。
- 我觉得孤单、没人爱。
- 我似乎无法成功。我总是需要别人帮忙。
- 我很无聊。

- 我便秘。

- 我有慢性耳疾。

- 我有黏液囊炎、网球肘，而且手腕或手指会疼痛。

- 我的指甲看起来糟透了。

中指和第三趾

跨接中指和第三趾可以协调全身上下，但它对呼吸和消化功能特别有效（见图8.13）。它能将哺乳妈妈的母乳产量提升至最理想、最健康的状态。它还能释放膝盖的紧张和压力。

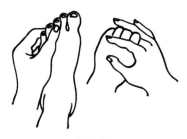

图8.13

当你正经历以下任何情况时，这个练习十分有用：

- 我很生气。

- 我很累，看上去很憔悴。

- 我很容易瘀青。

- 我有偏头痛。

- 我的眼睛令我困扰。

- 我无法呼吸。

- 我的消化令我困扰。

- 我有吞咽问题。

- 我有说话问题。

- 我有听力问题。

- 我总是太亢奋，根本无法放松。

无名指和第二趾

握着无名指和第二趾可以释放胸部、呼吸及消化系统的紧张和压力（见图8.14）。它在恢复一个人的喜悦、厘清思绪和改善视力方面功效卓著。

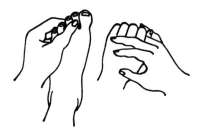

图8.14

当你有以下感觉时，不妨运用这个操作步骤：

- 我失去了和谐。

- 我的情绪糟透了。

- 我不快乐，而且似乎走不出来。

- 我深受想法、感受和欲望所苦。我连呼吸都没办法进行，胸口好紧。我全身充满了黏液。

- 即使不难过，我的声音听起来也像在哭。

- 我是个可悲的邋遢鬼。我有皮肤问题、长疹子，且体毛过多。

- 我的眼睛令我困扰。

- 我有消化问题。

- 我无精打采，可是我越无所事事，感觉就越糟。

小指和拇趾

小指和拇趾可以协调循环、神经、肌肉和骨骼系统。它们也有助于缓解听力问题和消化压力（见图8.15）。跨接小指和拇趾能为我们的生活带来欢笑，也能减轻腹胀或脚踝肿胀。如果你发现自己头脑不清楚，或者深受头痛和呼吸问题之苦，不妨握着小指和拇趾来加以改善。

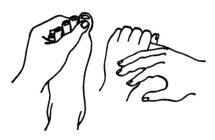

图8.15

当你有以下感觉时，同样可以握着小指和拇趾：

- 讲话结结巴巴时，我会觉得尴尬和惊慌，但那也无济于事。
- 我很容易出汗，这很令人尴尬。
- 我总是口渴。
- 我很努力尝试，但似乎没什么进展，我很泄气。
- 我到底要怎样才会快乐呢？
- 我有静脉曲张，它们开始令我疼痛，而且看起来很丑。
- 我有消化问题和胃灼热，这让我很担心。
- 我的听力正在恶化。
- 我的耳朵嗡嗡叫。
- 我的皮肤很干。
- 我似乎没有任何热情或喜悦。
- 我猜我永远不会成功。我是个失败者。
- 我试着靠走路来增加体力，但走完后反而觉得更糟。
- 我的小宝贝有睡眠问题。

- 我跌断了腿。
- 我扭伤了脚踝。
- 我很容易出意外。
- 我有泌尿问题。
- 我精神不振。
- 我爱吃甜食。

整个宇宙的创造力就在这些手指和脚趾之中。然而，唯一能了解这一点的方式，就是实际去操作跨接并体验它们所产生的转化。我们可以成为自己的见证，并亲眼看看自己被赋予了多么美丽而强大的工具。

第九章
急救和即刻疗愈

在这整本书里，我们看到了快乐手的广泛应用。快乐手可以当作预防措施，也可以用来缓解慢性、长期存在的疾病，同时在紧要关头它也是很有效的急救方式。快乐手容易上手的特性，让我们能在自己或他人需要照料时立即施作。在无法取得其他协助的情况下，例如在偏僻地区旅行，快乐手也能派上用场。除此之外，快乐手在辅助常规治疗上也很有帮助。快乐手温和、非侵入性的本质，足以确保它用起来安全无虞，又不会干扰其他治疗。

以下列举了许多将快乐手应用在急救或慢性病上的方法。这些施作捷径可以用来帮助自己或援助他人。有些操作步骤因为对各种各样的情况都能派上用场，所以会在本章重复出现。

警觉——坐在你的双手上，手掌或手背皆可，同时跨接位于坐骨的SEL25。

过敏——把手放在位于上臂的SEL高19，和位于反向侧大腿内侧的SEL1。

脚踝和足部改善计划——把手放在位于手腕、在疼痛的脚踝反向侧的SEL17。

焦虑——交叉双臂并把手放在位于肩胛骨外缘、接近腋下的SEL26。

平衡食欲——把手放在位于颊骨底部的SEL21。

关节炎——施作于左脚时，把你的右手放在位于左脚踝内侧的SEL5，同时把你的左手放在位于左脚踝外侧的SEL16；施作于右脚时，把你的右手放在位于右脚踝内侧的SEL5，同时把你的左手放在位于右脚踝外侧的SEL16（见图9.1）。

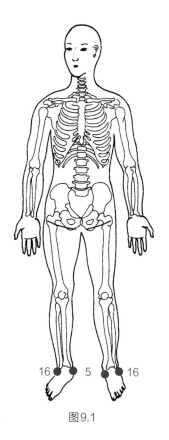

图9.1

气喘和呼吸困难——把你的左手放在位于左侧胸腔底部的左SEL14，并把你的右手放在位于腰背部的右SEL23（见图9.2）。

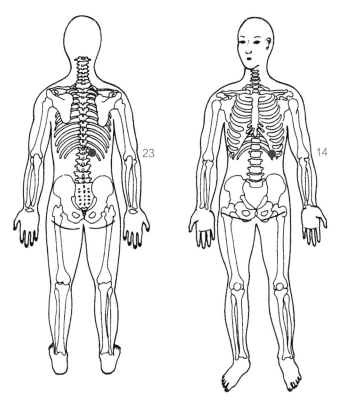

图9.2

背痛和坐骨神经痛——把手同时放在位于腹股沟的左、右SEL15。

流血——将你的右手放在流血的部位，并将左手放在右手上面（见图9.3）。月经量过多的女性，不妨将这种施作方法用于你们的下腹部。

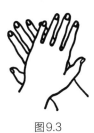

图9.3

腹胀、肿胀和水肿——交叉双手，放在位于膝盖内侧的SEL1。

乳房改善计划——交叉双臂，把手放在位于肩胛骨外侧、接近腋下的SEL26。

拇囊炎——把手放在位于手肘肘弯处与拇指同侧的SEL19，并把另一只手放在位于同侧膝盖背面的SEL8（见图9.4）。

烧伤——用手掌覆盖烧伤部位，如果碰到太痛，就把手掌悬在伤口上方（距离烧伤的皮肤几厘米）（见图9.5）。

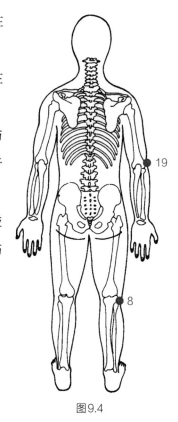

图9.4

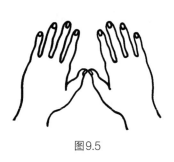

图9.5

平衡胆固醇——握着双手的掌心。

慢性疲劳症候群——把手放在位于腰背部脊椎两侧的SEL23。

感冒、流感、发烧——把手放在上背部的SEL3，和位于同侧腹股沟的SEL15。

便秘——把手放在位于左小腿的SEL低8。

抽筋、痉挛——把手放在位于腰背部的左、右SEL23。

忧郁症——把手放在位于锁骨下方的SEL22，和位于反向侧腰背部的

SEL23（见图9.6）。

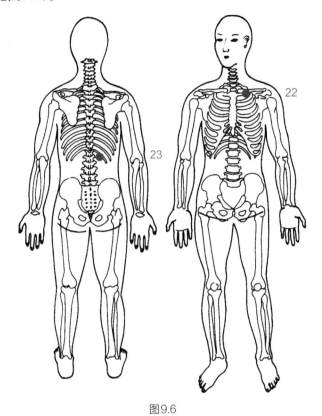

图9.6

腹泻——把手放在位于右小腿的 SEL低8。

头昏——把手放在位于颊骨底部的SEL21。

耳鸣——握着无名指。

用眼过度——把手放在位于后脑勺的SEL4，和位于反向侧颊骨的SEL21。

昏倒、失去知觉——把手放在位于颅骨底部的左、右SEL4。

生育力——把手放在位于胸部的左、右SEL13。

锤状趾——用手掌覆盖锤状趾，并把另一只手放在位于反向侧足弓的SEL6。

宿醉——把手放在位于上背部和颈部的SEL11、SEL12和SEL3。

头痛：

　后脑勺痛——把手放在位于拇指的SEL18。

　前额头痛——把手放在位于脚踝外侧的SEL16。

　偏头痛——同时把手放在SEL16和SEL18。

听力障碍——把手放在位于肩膀的SEL11和位于反向侧胸部的SEL13。

胃灼热（火烧心）——把手放在位于胸骨底部SEL14之间的位置。

心脏症状——握着小指。

打嗝——把手放在位于耳垂后方、SEL12的外侧。

脸潮红——把手放在位于左小腿的SEL8。

免疫系统——把手放在位于上背部的SEL3和同侧腹股沟的SEL15。

阳痿和性能力改善计划——把手放在位于胸部的左、右SEL13。

昆虫咬伤——将你的左手直接放在咬伤处，并将你的右手放在左手上面（见图9.7）。这个施作也能用来清除碎片。

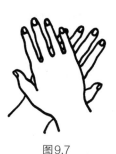

图9.7

失眠——把手放在位于拇指底部的SEL18。

下颚改善计划——把手放在下颚疼痛的部位和位于反向侧脚踝外侧的SEL16。

关节疼痛——用手掌覆盖关节不适的部位。

膝盖改善计划——交叉双臂，把手放在位于上臂的SEL高19。

阵痛和分娩——把手放在位于下背部的SEL2，并把另一只手放在位于反向侧膝盖内侧的SEL1。

记忆力——将你的右手放在头顶，并将你的左手手指放在眉心。

经期紧张——把手放在位于胸部的左、右SEL13。

肌肉痉挛——把手放在位于膝盖背面外侧的SEL8。

恶心反胃——把左、右手交叉放在大腿内侧的SEL高1。

颈部紧绷——把手放在位于颈部的SEL12，另一只手放在脊柱底部（尾椎）。

哺乳期妇女——握着中指。

生殖改善计划（男性和女性）——把手放在位于胸部的左、右SEL13。

肩膀紧绷——把手放在位于肩膀的SEL11，另一只手放在位于同侧腹股沟的SEL15。

鼻窦改善计划——交叉双臂，把手放在位于手肘肘弯处、与拇指同侧的SEL19。

皮肤改善计划（青春痘、长疹子等）——用手掌覆盖左、右小腿。

暴怒——握着两个拇趾的SEL7。

牙痛——握着牙痛部位反向侧的食指。

手腕痛——交叉双臂，把手放在位于手肘肘弯处、与拇指同侧的SEL19。